耳穴治疗青少年近视与保健

薛定明 编著

电子工业出版社
Publishing House of Electronics Industry
北京·BEIJING

内容简介

本书以介绍耳穴诊治法为主，重点介绍耳穴治疗青少年近视（包括远视、散光、弱视、斜视等）的方法和作用，包括耳穴贴压法、耳穴电疗法、耳穴按摩法、耳穴刺血法等，并且简单介绍了一些其他治疗和辅助治疗近视与保健方法。内容通俗易懂，图文并茂，面向广大群众。本书为耳穴治疗青少年近视的专业书籍，并融入较多科普内容，具有一定的科普性质。

本书还阐述了眼屈光、眼结构、近视眼、远视眼、散光、弱视、斜视的成因，近视的预防、治疗及眼睛保健常识。本书汇集了相关中医治疗近视的论文成果、宝贵经验、珍贵资料等供读者参考。本书适用对象为医务工作者、眼保健行业从业人员、耳穴爱好者、青少年的家长等可以作为家庭保健、治疗近视和眼睛保健的参考书籍。

未经许可，不得以任何方式复制或抄袭本书之部分或全部内容。
版权所有，侵权必究。

图书在版编目（CIP）数据

耳穴治疗青少年近视与保健／薛定明编著．－－北京：电子工业出版社，2024.2
ISBN 978-7-121-47481-1

Ⅰ．①耳⋯ Ⅱ．①薛⋯ Ⅲ．①耳－穴位疗法－应用－青少年－近视－防治 Ⅳ．① R245.9 ② R778.1

中国国家版本馆 CIP 数据核字（2024）第 054469 号

责任编辑：邢慧娟
印　　刷：中国电影出版社印刷厂
装　　订：中国电影出版社印刷厂
出版发行：电子工业出版社
　　　　　北京市海淀区万寿路 173 信箱　邮编：100036
开　　本：787×1092　1/16　印张：11.25　字数：142 千字
版　　次：2024 年 2 月第 1 版
印　　次：2025 年 6 月第 3 次印刷
定　　价：49.00 元

凡所购买电子工业出版社图书有缺损问题，请向购买书店调换。若书店售缺，请与本社发行部联系，联系及邮购电话：（010）88254888，88258888。
质量投诉请发邮件至 zlts@phei.com.cn，盗版侵权举报请发邮件至 dbqq@phei.com.cn。
本书咨询联系方式：qiyuqin@phei.com.cn。

自序
防治青少年近视刻不容缓！

视力不良（如近视等）是一个全球性的医学和社会问题，它不仅对青少年的身心健康造成极大影响，也对他们未来的升学、专业选择和就业造成极大的困扰。因此，预防和减少近视的发生是全社会迫切需要采取的行动。

最新研究表明，中国学生近视发病率快速上升且居高不下。中小学生近视率高达60%，部分地区高中生的近视率超过90%，甚至幼儿园里也有很多小朋友戴上了眼镜。所以必须高度重视青少年近视的防治工作，控制和减少近视的发生。我们要积极采取各种措施预防、干预和控制近视的发生。近视的保健和治疗方法较多，也都有一定的成效，如中医耳穴诊治法、防治近视揉耳操等。

防治近视要从小开始。家长要时时刻刻注意青少年的用眼卫生，避免可能会造成视力损伤的情况，绷紧预防近视这根弦，不可掉以轻心。注意未病防病，已病也要积极采取措施控制病情发展，科学防治近视。只有从小就注意预防近视，才能控制近视的发生和发展，防患于未然。

薛定明

2023 年 6 月

前言

借助耳朵诊治疾病、保健养生，在中国有着悠久的历史，其理论和做法被称为"耳穴诊治法"。它是中医医药学宝库中的珍贵遗产，是中国古老的针灸学的重要组成部分。耳穴诊治法具有操作简便、易于掌握、行之有效、安全性高、没有痛苦、无副作用等优点，对许多疾病和症状都有良好的治疗和辅助治疗作用。

笔者多年来潜心于耳穴诊治、保健技术的研究和临床实践，尤为擅长以耳穴贴压法、刺血疗法等治疗近视及常见病症和部分疑难病症。笔者独创了一套耳穴综合疗法治疗青少年近视，效果令人满意，一经推广就得到广泛认可和应用。近40年来，笔者致力于推广和普及耳穴诊治法、耳穴治疗近视的方法，先后在全国各地常年开展培训；近年来也开展了线上培训，培训学员数以万计，受到医生和患者的普遍欢迎。很多人掌握了耳穴诊治法及耳穴治疗近视的方法，并从中受益。全国很多医疗、保健单位都在运用耳穴诊治法，大家普遍反映这种方法较为简便、效果良好，值得大力推广，可造福广大的近视患者。

笔者编著的《耳穴自我按摩保健法》一书，1993年由北京蓝天出版社出版；编著的《中国耳穴刺血疗法》一书，1994年9月由中医古籍出版社出版；编著的《一按百病消——神奇耳穴》一书，2010年9月由电子工业出版社出版，这些书都受到了读者的欢迎。并于2014年1月修订后由电子工业出版社出版发行了《神奇耳穴按摩与诊疗》一书。笔者早在六七年前，就有将耳穴诊治法治疗青少年近视的内容汇编成书的想法，一是社会很需要这样的技术和参考书籍；二是笔者40年来运用耳穴治疗近视的体会和经验需要总结整理、普及推广。如今又听到一些前辈老师、同仁好友、学生和视力保健行业人士的提议，在他们的鼓励下，遂下决心付诸行动，动笔完成了本书。

本书在编写过程中得到多位前辈、专家、老师、友人、同仁的鼓励、支持和帮助，特别感谢赵百孝教授、周立群教授、程凯教授、王正教授、朱丹教授、仲远明教授、王民集教授、吴锡强教授、刘继洪教授、陈少宗教授、王和见老师、刘晓辉博士等人的鼓励和支持；特别感谢山东中医名家——在院校大力开展耳穴培训、普及推广的李宏教授；好友青岛耳穴堂赵凯老师、武汉耳医学苑赵绪波苑长、眼保健协会杨成志会长；弟子王浩医生、太湖杏林宽恒堂耳穴公益联合创始人张亚娟、视力保健品牌"臻视清"创始人王会平；翁佩平院长、尹长瑞院长太湖杏林宽恒长老传人，诗人，作家，大力推动耳穴医学普及培训的校尔康老师；兰溪名医馆叶惠娟馆长；耳穴金牌讲师李超老师、张传文老师、刘煜仁老师、董良老师、董轩老师、秦正星老师等，在本书编写过程中提供的支持和帮助。

　　本书在编辑出版过程中得到电子工业出版社的大力支持,在此表示衷心的感谢!由于本人水平所限,错谬、遗漏之处在所难免,期盼指正为感。

薛定明

2023 年 6 月

目录

序言　神奇的耳穴诊治与保健法　XI

第一章　耳穴诊治法的历史与机制　1

第一节　耳穴诊治法的历史和作用机制　1
一、耳穴诊治法的历史溯源　1
二、耳穴诊治法近代发展历程　2

第二节　耳穴作用机制探讨　4
一、耳穴的中医学机制　4
二、耳穴现代医学机制的探讨　5

第二章　耳郭的解剖及耳穴　10

第一节　耳郭的解剖名称　10
一、耳郭正面表面解剖名称　10
二、耳郭背面表面解剖名称　11
三、耳根解剖名称　11

第二节　耳郭的结构　12
一、耳郭的组织结构　12
二、耳郭的血管分布　12
三、耳郭的淋巴　12
四、耳郭的肌肉和软骨　12
五、耳郭的神经　12

第三节　耳部的分区　14
一、耳轮的分区　15
二、耳舟的分区　15
三、对耳轮的分区　15
四、三角窝的分区　15
五、耳屏的分区　15
六、对耳屏的分区　15
七、耳甲的分区　16
八、耳垂的分区　16
九、耳背的分区　16
十、耳郭基本标志线　16
十一、耳郭标志点线的设定　17

第四节　耳穴　18
一、耳穴与人体各部位的密切关系　18
二、耳穴的分布规律　19
三、标准耳穴的名称、定位与可治疗病症　20
四、经验耳穴与可治疗病症　24
五、常用重要耳穴之"五脏"耳穴的中医辨证、作用与可治疗病症　26
六、常用重要耳穴之"六腑"耳穴功能作用　35
七、"五脏"与"六腑"的相互关系　36
八、其他常用重要耳穴的功能与可治疗病症　37
九、耳穴取穴原则　39

第三章　耳穴诊断的常用方法　41

第一节　耳穴望诊法　41
一、耳穴望诊的方法　41
二、望诊阳性反应物的类型、特征及临床意义　41
三、耳穴望诊注意事项　43

第二节　耳穴触诊法（及压痛法）　44
一、耳穴触摸法　44
二、耳穴压痛法　44

第三节　耳穴电测定法　46
一、耳穴的电学特性　46
二、耳穴探测仪的种类　46
三、电测定的方法　47
四、低阻点敏感程度的分级　47
五、低阻点临床意义的分析　47
六、耳穴探测法注意事项　48

第四章　耳穴常用治疗方法　49

第一节　耳穴贴压法和耳穴贴药丸法　49
一、耳穴贴压法　49
二、耳穴贴药丸法　50

第二节　耳穴刺血疗法　52
一、耳穴刺血疗法的历史　52
二、耳穴刺血疗法的原理及理论依据　52
三、耳穴刺血疗法的作用　53

四、耳穴刺血疗法主治病症　　55
五、耳穴刺血操作方法　　56
六、耳穴刺血治疗反应　　61
七、耳穴刺血疗法操作注意事项　　61
八、以耳穴刺血疗法为主，辅以其他疗法　　62
九、耳穴刺血疗法的特点　　62

第三节　耳穴针刺法　　63
一、耳穴毫针法　　63
二、耳穴电针法　　64

第四节　耳穴电夹治疗和耳穴夹治法　　66
一、主治病症及参考取穴　　66
二、材料准备　　66
三、治疗方法　　66
四、疗程　　67
五、注意事项　　67

第五节　全覆盖电子耳模治疗法　　68
一、全覆盖电子耳模治疗原理　　68
二、全覆盖电子耳模治疗特点　　68
三、全覆盖电子耳模治疗作用　　69
四、全覆盖电子耳模治疗病症　　69
五、全覆盖电子耳模治疗方法　　70

第六节　耳穴埋针法　　71
一、材料准备及操作方法　　71
二、耳穴埋针法注意事项　　71

第七节　耳穴灸法　　72
一、艾条灸　　72
二、苇管器灸　　72
三、药线点灸　　72
四、线香灸　　73
五、耳灸仪灸　　73

第八节　耳穴磁疗法　　74
一、耳穴磁疗法主治病症　　74
二、耳穴磁疗法治疗方法　　74
三、耳穴磁疗法注意事项　　75

第九节　耳穴贴膏法　　76
一、耳穴贴膏法主治病症　　76
二、耳穴贴膏法材料准备　　76
三、耳穴贴膏法操作方法　　76
四、耳穴贴膏法疗程　　77

五、耳穴贴膏发注意事项　　77

第十节　耳穴刮痧疗法　　78
一、耳穴刮痧疗法意义　　78
二、耳穴刮痧的作用及功能　　78
三、耳穴刮痧疗法适应证及主治病症　　78
四、耳穴刮痧治疗方法　　79
五、耳穴刮痧注意事项　　79

第十一节　耳穴（耳郭）按摩法　　80
一、全耳腹面按摩法　　80
二、手摩耳轮法　　80
三、猿猴摘果法　　80
四、双凤展翅法按摩法　　81
五、全耳按摩法　　81
六、耳郭分区按摩法　　82
七、耳穴穴位按摩法　　84
八、耳穴按摩法的作用及功能　　85
九、耳穴按摩法操作注意事项　　85

第十二节　防治近视揉耳操　　86
一、防治近视揉耳操定义　　86
二、防治近视揉耳操操作方法　　86
三、操作要领　　87

第十三节　眼保健操　　88
一、眼保健操原理　　88
二、眼保健操的操作方法　　88
三、五个穴位的位置说明　　89
四、眼保健操动作要领及注意事项　　89

第五章　近视、远视、散光、弱视等的耳穴治疗　　90

第一节　近视概述　　90
一、近视的发病原因　　90
二、近视的中医辨证　　90
三、近视的中医辨证分型　　91
四、近视的分类　　91
五、近视的中医治疗原则　　91

第二节　近视的耳穴诊断　　92
一、近视的耳穴望诊法　　92
二、近视的耳穴触诊法　　92

三、近视的耳穴电测定法　92

第三节　近视的耳穴治疗方法　93

一、耳穴贴压法　93
二、近视的耳穴电夹（电脉冲）疗法　95
三、近视的耳穴刺血疗法　95
四、耳穴按摩法　96
五、全覆盖电子耳模耳穴诊治法　96
六、耳穴针刺法　97
七、耳穴诊治法治疗近视的优点　97
八、耳穴治疗近视的目的　97
九、关于耳穴治疗近视的疗效　97
十、体会及结论　98

第四节　远视的耳穴治疗　99

一、远视的概述　99
二、远视的中医辨证　99
三、远视的耳穴贴压治疗方法　99
四、按语　100

第五节　散光的耳穴治疗　101

一、散光的概述　101
二、散光的耳穴取穴　101
三、散光耳穴贴压操作方法　101
四、疗程　101

第六节　儿童弱视的耳穴治疗　102

一、弱视的概述　102
二、儿童弱视的耳穴取穴　102
三、弱视耳穴贴压操作方法　102
四、疗程　103

第七节　儿童斜视的耳穴治疗　104

一、儿童斜视的概述　104
二、儿童斜视的耳穴取穴　104
三、儿童斜视耳穴贴压操作方法　104
四、疗程　104
五、斜视的其他治疗方法　105

第八节　近视的其他相关中医治疗方法　106

一、针灸治疗　106
二、梅花针治疗　106
三、中医按摩保健与治疗　106
四、小儿推拿　107
五、物理治疗　107
六、药物治疗　107
七、中药治疗　107
八、雾视法　108
九、其他　108

第六章　眼睛的结构、视觉、屈光　109

第一节　眼睛的结构　109

一、眼球　109
二、眼的附属器官　110

第二节　视觉　111

一、视觉的构成　111
二、视力检查　111

第三节　眼的屈光现象　112

一、屈光的概述　112
二、屈光参差及分类　112
三、病理性屈光参差　113

第七章　认识近视（散光、弱视、斜视、远视）　114

第一节　认识近视　114

一、认识近视　114
二、中医如何认识近视　114
三、诊断近视　114
四、近视的分类　115
五、假性近视与真性近视的区别　115
六、近视的形成原因　116
七、近视的症状　117
八、近视的危害　117
九、近视的治疗与保健方法　117

第二节　散光　119

一、认识散光　119
二、散光的分类及成因　119
三、规则散光的矫正方法　119

第三节 弱视 121
  - 一、认识弱视 121
  - 二、弱视的分类 121
  - 三、儿童弱视的检查和诊断 122
  - 四、儿童弱视的常用治疗方法 122

第四节 斜视 124
  - 一、认识斜视 124
  - 二、斜视的分类 124
  - 三、斜视的检查 124
  - 四、斜视的治疗 124

第五节 远视 126
  - 一、认识远视 126
  - 二、远视的分类 126
  - 三、远视的主要表现 126
  - 四、远视的治疗 127

第八章 近视（远视、散光、弱视等）防治知识问答 128
  - 一、近视对生活的影响有哪些？ 128
  - 二、如何科学预防青少年近视的发生？ 128
  - 三、儿童近视和吃过多甜食有关系吗？ 130
  - 四、怎样准确判断孩子患了近视？ 130
  - 五、儿童近视的主要原因 131
  - 六、儿童近视的发病因素有哪些？ 132
  - 七、小球类运动对儿童预防近视有帮助吗？ 132
  - 八、假性近视如何预防和治疗？ 132
  - 九、近视患者需要补充哪些营养物质？ 133
  - 十、少年儿童过度看手机会导致近视吗？ 134
  - 十一、如何正确健康地使用手机？ 135
  - 十二、如何在看电视时护眼？ 135
  - 十三、长时间操作电脑时如何护眼？ 135
  - 十四、儿童散瞳验光对眼睛有害吗？ 135
  - 十五、近视患者长期戴眼镜是否会导致度数加深？ 136
  - 十六、如何鉴别真性近视和假性近视？ 136
  - 十七、如何进行视力检查？ 137
  - 十八、引起视疲劳的因素有哪些？ 138
  - 十九、孩子歪脖看东西的原因是什么？ 138
  - 二十、佩戴隐形眼镜应注意什么？ 138
  - 二十一、儿童近视是遗传吗？ 139
  - 二十二、儿童近视标准是什么？ 139
  - 二十三、患者的近视度数多大年龄不再发展？ 139
  - 二十四、真性近视能治好吗？ 140
  - 二十五、中医治疗近视的方法有哪些？ 140
  - 二十六、贴耳穴可以治疗近视吗？效果如何？ 141
  - 二十七、针灸可以治疗近视吗？ 142
  - 二十八、肝和眼睛有什么关系？ 142
  - 二十九、耳穴压豆法治疗近视的优势是什么？ 142
  - 三十、儿童近视不能做近视激光手术的原因是什么？ 143
  - 三十一、近视激光手术有哪些危害和后遗症？ 143
  - 三十二、家长及耳穴爱好者能学会耳穴贴压法在家给孩子治疗近视吗？ 144
  - 三十三、揉捏、按摩耳朵有哪些好处？有明目作用吗？ 144

附录A 相关论文、资料摘录 145

附录B 致家长的一封信（家长须知） 165

附录C 参考文献 167

序言
神奇的耳穴诊治与保健法

小小的耳朵，人们只认为它是一个听觉器官；但在耳穴大夫的眼里，它却是一个奥秘无穷的大千世界。这方寸之地不仅能反映出你全身部位的健康状况，甚至还可以从这里看出你曾得过什么病，并对一些疾病做出预测。利用耳穴还能够对多种疾病进行治疗和辅助治疗。可能会有人说这好像是天方夜谭，但事实确实如此。

为什么能从耳朵上诊治疾病呢？多年来，耳穴工作者从耳穴与经络、脏腑、神经的关系等方面进行了探索，经过长期的实践和研究，在经络学说的基础上，提出了生物全息学说、胚胎倒置学说、免疫学说、神经体液学说等。研究发现，耳朵犹如一个倒置的胎儿形象，是人体的缩小版，它包含了人体的很多信息，耳朵上的许多穴位就是按照这个规律分布的。这些穴位又通过经络、神经与全身各部位紧密相联。一旦人体的某一部位出现病变，与其相应的耳穴就会出现变化，通过望诊、触诊及电测诊就可进行诊断。同样，刺激某些耳穴也可治疗相应部位的疾病。

耳穴诊治法起源于我国古代，早在2200年前的西汉就已经有了耳脉诊病的记载。我国第一部经典医著《黄帝内经》中就详细论述了经络和耳穴的关系，其中如"视耳好恶，以知其性"的记载，生动地说明了古代中国人就知道用观察耳朵来判断人体的疾病情况。

目前常用的耳穴诊断方法有耳穴视诊法、耳穴触诊法、耳穴电测定法等。这些方法可以综合运用，相互补充，并运用中西医理论进行辨证分析，对人体的疾病做出判断。有经验的耳穴医生通过耳穴对疾病的诊断准确性较高。

耳穴治疗对疾病的适用范围较广，可以对内科、外科、妇科、儿科、眼科、五官科、皮肤科等各科200多种常见病和一些疑难怪症、无名杂症进行治疗或辅助治疗。耳穴治疗对有些专科疾病疗效独特，并已形成特色，例如，眼科的青少年近视、早期白内障等；美容科方面的痤疮、黄褐斑、扁平疣等；内科的失眠、头痛、高血压、眩晕等；皮肤科的带状疱疹、早期白癜风、湿疹等；五官科的耳鸣、听力下降、咽炎、过敏性鼻炎等。

此外，耳穴诊治法在退热、止痛、明目、健脑、减肥、戒烟、调节内分泌、保健、抗衰老等方面也具有良好的功效。

耳穴诊治属自然疗法，因其具有简便、安全无毒、无副作用、疗效好、适用范围广等特点,受到医生和患者的普遍接受和喜爱,现已传播到世界许多国家和地区,在减轻医疗费用和减少医源性疾病和药源性疾病等方面,充分显示出其独特的自然疗法优势。

可以断言,未来耳穴医学将越来越受到人们的青睐。

薛定明
2023年6月

第一章 耳穴诊治法的历史与机制

第一节 耳穴诊治法的历史和作用机制

一、耳穴诊治法的历史溯源

耳穴诊治法起源于中国,在我国古代文献中早有记载,有着悠久的历史。是中国传统医学的重要的组成部分,也是中国医学宝库中的一份珍贵遗产。经历了长期的发展过程,如今,运用耳穴诊断、治疗疾病、预防疾病、保健抗衰等方面在研究的深度和广度上都有新的发展,近代更是得到医学界的广泛推广与应用。

早在两千多年前,古代医学家就积累了不少关于疾病与耳郭的整体相联系的经验和知识。我国第一部经典医学名著《黄帝内经》和历代著名医学专著中都有详细的记载,如《灵枢·口问篇》中说:"耳者,宗脉之所聚也。"说明耳郭在全身中的重要地位。

1973年,我国文物工作者在湖南省长沙市马王堆三号汉墓出土的医学帛书《阴阳十一脉灸经》中,发现了有关耳郭上的部位有与人体上肢、眼、咽喉相联系的"耳脉"的记载。在《黄帝内经》和一些著名医学专著中,详细地概述了耳和经络的关系、耳与脏腑的关系,以及借耳诊治疾病的理论和具体方法等。这说明在我国古代就已对耳穴诊治法进行了研究和实践,并已形成了初步的理论。在《黄帝内经》中不仅将"耳脉"发展成了手少阳三焦经,而且对耳与经脉、经别、经筋的关系都有比较详尽的记载。

耳朵与十二经脉的关系十分密切,十二经脉直接或间接地与耳朵发生联系。从经脉循行的规律来看,六条阳经或直入耳中,或分布于耳周;六条阴经则通过络脉与耳相联,或通过经别与阳经相合后上达于耳。《黄帝内经》中有多处关于耳朵的记述,如《素问·缪刺论》中记载:"手足少阴太阴足阳明之络,此五络皆会于耳中";《灵枢·邪气脏腑病形》中记载:"十二经脉,三百六十五络,其血气皆上于面而走空窍,其精阳气上走于目而为睛,其别气走于耳而为听"。以上均说明我国古代在研究耳穴与经络脏腑之间的联系及运用耳穴诊断、治疗疾病方面,已经形成了一定的理论基础。后世历代医书进一步论述了耳与经脉的联系,并不断充实和发展,至今理论和应用体系已非常成熟。

宋代杨仕瀛在《医学真经》中说:"十二经脉,上终于耳,其阴阳诸经,适有交并。"

明代李时珍在《奇经八脉考》中阐述了阴阳二跷脉分别统率左右侧之阴阳经脉,并循行"人耳后"。

明代张介宾在《类经》中云:"手足三阴三阳之脉皆入耳中。"并对耳部经络进行总结:"耳者,肾之官也。南方赤色,入通于心,开窍于耳。肾主耳,在窍为耳。足太阳支者，至耳上角。足阳明循颊车上耳前，足少阳下耳后。支入耳中，出耳前。手太阳入耳中，手少阳系耳后，出耳上角。支入耳中，出耳前。俱经络二。手阳明之别者，入耳合于宗脉。"耳者，宗脉之所聚也"。肾气通于耳，肾和则能闻五音矣。"

清代沈金鳌在《杂病源流犀烛》中记载："阳跷者，足太阳之别脉。下耳后，入风池而终。"

二、耳穴诊治法近代发展历程

20世纪50年代，世界各国医学的交流逐渐增多。法国医学博士诺吉尔（Nogier）于1956年在马赛召开的针灸学术会议上发表了有关耳针研究的一篇论文，他提出外耳并非单纯一处弯曲的软骨，外耳与内脏器官存在着密切的联系；内脏有病变时，在耳郭上有相应的反射点出现；并提出了分布大致如一个倒置胎儿的"耳穴图"，该图共42穴。1958年12月，叶肖麟在《上海中医药杂志》上发表了诺吉尔博士的重大发现，"耳穴图"逐渐被国人所了解。这一理论传入我国及世界许多国家，激发了医学界对耳针领域的研究热潮，我国的耳穴研究在深度和应用广度上得到了迅速发展。

20世纪60～70年代，耳穴诊治法在我国得到了广泛普及。随着对耳穴认识的不断深化，耳穴数目逐渐增多，耳穴名称最多时有近300个。大量的耳穴名称涌现但缺乏统一的标准，造成了一穴多名、一名多穴及名穴不符等现象。针对这种情况，我国耳穴工作者通过探讨耳穴的实际内涵和命名方法，删繁就简，使之逐渐规范化，耳穴数量有所减少。

1975年美国有学者的报告指出：耳垂部位的斜形皱纹与冠心病有一定的关系，提出"冠心沟"的概念。1976年又有学者发表同样的报告。

20世纪80～90年代，耳穴研究与应用得到稳步发展，相关的理论研究更加被人们所重视。1984年11月，在云南省昆明市召开了"首届全国耳针头针学术会议"。我国学者受世界卫生组织的委托，制定了耳穴国际标准方案图。1987年6月在安徽省巢湖市召开了"耳穴全国标准化方案论证会暨全国耳穴研究组成立大会"，会议通过了世界卫生组织西太平洋地区办事处委托我国耳穴工作者拟定的"耳穴国际标准化方案"，并成立了中国针灸学会腧穴研究会耳穴研究组。这次会议的召开，推动了我国耳穴研究工作，使之走向世界。从1982年开始，历时10年完成了《耳穴国际标准化方案》（草案）和国家标准《耳穴名称与部位》，并获得通过和推行。一些耳穴专家学者、前辈先后出版了许多耳穴著作，如陈巩荪等编著的《耳针研究》、王忠等编著的《耳针》、王照浩等编著的《实用耳针》、李志明主编的《耳穴诊治法》、古励和周立群编著的《实用耳穴诊治学手册》、吴锡强编著的《耳压疗法》、宋一同等编著的《头针与耳针》、耳穴诊断学编委会编著的《耳穴诊断学》、黄丽春编著的《耳穴诊断治疗学》、刘士佩编著的《耳郭诊治与养生》、王正编著的《耳穴辨治纲要》、薛定明编著的《中国耳穴刺血疗法》等，对于耳穴医学的推广和普及做出了很大的贡献。

现代耳穴研究证实了耳与经络的相关性。20世纪80年代，山东大学的张颖清教授发现并提出了生物体结构的全息胚胎学说，创立了"全息生物学"。全息胚胎学说揭示了生物体不同层次之间、局部与整体之间的统一性。人体全息指身体的每一个局部都是全身的缩影，每一个阳性反应点（也叫疼痛点、敏感点）都对应相应器官的疾病信息。耳穴与脏腑间的联系亦有相关研究。

耳穴诊治新技术、新仪器的研究取得了较大的发展。耳穴诊断和检查方法主要包括耳穴诊视法、耳穴触诊法、耳穴电测定法等。在耳穴的诊断方法中，除广泛应用传统的耳穴望诊法外，根据人体患病部位在相应的耳穴穴区内可出现各种不同的反应这一特点，采用耳穴压痛法、耳穴电测定法、耳穴触摸法、耳穴染色法、耳穴光谱分析法等多种诊治方法。耳穴研究人员通过多途径研究耳穴原理，探讨中医脏腑经络学说在耳穴学术研究中的意义，形成了应用中医与西医两套理论，具有较高实用价值的耳穴研究模式。

耳穴的刺激方法有很多，近代已经发展到几十种，包括耳穴压籽法（贴压法、压丸法）、耳穴放血（刺血）法、耳穴埋针（揿针）法、耳穴按摩法、耳穴割治法、耳穴注射法、耳穴火针法、耳穴指压法、耳穴贴敷法、耳穴毫针针刺法、耳穴电针法、耳穴全覆盖电子耳模治疗法、耳穴低频电刺激法（皮内针、金针、银针、梅花针、电热针、电火针、电极板）、耳穴磁片磁疗、耳穴磁珠磁疗、耳穴吹振、耳穴超声、耳穴激光、耳穴夹、耳穴贴膏、耳体电失衡治疗、油浸灯草灸、线香灸、苇管灸、耳灸器、点灸等。

资料显示，中国耳穴诊治法广泛应用在内科、外科、妇科、儿科、骨伤科、皮肤科、眼科、耳鼻喉科、美容保健等学科的200多种疾病。对失眠、肥胖、便秘、高血压、儿童近视等疾病，可行中医辨证耳穴治疗，可应用耳针等特殊刺法、放血疗法，应用耳穴电夹、全覆盖电子耳模、耳穴管针、多功能耳穴火针等针具器材进行辅助治疗。

一些国外耳穴工作者也将我国的耳穴诊治理论应用于临床。如有学者将耳穴贴压疗法作为源于精神紧张的疾病（如头痛、眩晕、失眠、情绪不安等）患者的辅助治疗。结果表明，耳穴贴压疗法不仅可减轻患者的时间和费用负担，也可减少药物依赖患者的服药量，甚至有使患者脱离药物依赖的作用。还有的国家按照我国耳穴相关国家标准去治疗疼痛性疾病，表明耳穴诊治法的确有效。欧洲耳穴的临床研究主要集中在心身医学、疼痛性疾病、新生儿诊治、戒断症状等方面。美国耳穴临床研究机构进行了应用耳针治疗戒断症状、疼痛、焦虑、减肥、关节炎等研究，以及耳针镇痛机制的研究。有学者创立的战场耳针，已应用于美军战场急救处理伤员等。

我国于2008年7月通过了新版国家标准《耳穴名称与定位》（GB/T 13734—2008），规定了93个穴位。新标准与其他国家同类标准相比具有明显优势，为耳穴治疗进一步国际化创造了条件，使耳穴基本定型，是耳穴诊治法发展的一个重要里程碑。

与此同时，耳穴诊治法的内容不断丰富，从早期的以耳穴针刺为主，发展到有数十种耳郭刺激诊治形式。相关工作者还研究并推出了许多类型的耳穴诊断、治疗用品和器械。除经典体穴体系之外，耳穴诊治法是国内、国际推广范围最大的中医针灸方法。

回顾耳穴诊治学科的发展简史，观察其预防、诊断、治疗疾病的范围和效果，可以发现耳穴诊治是一门很有发展前途、具有强大生命力的中西医交融的学科，在未来也将会为人类医疗卫生事业和人类健康命运共同体做出更大的贡献。

第二节　耳穴作用机制探讨

一、耳穴的中医学机制

耳郭上布满了代表人体全身各部位的穴位。耳穴总的功能是行气活血、疏通经络、调节阴阳平衡，其诊治作用是通过经络系统来实现的。中医医学认为，耳与十二经脉的关系十分密切，十二经脉直接或间接地与耳发生联系。从经脉循行的规律来看，六条阳经或直入耳中，或布于耳周；六条阴经则通过络脉与耳相联，或通过经别与阳经相合后上达于耳。在《黄帝内经》中有关于耳的记述，如《素问·缪刺论》中记载："手足少阴太阴足阳明之络，此五络皆会于耳中"；《灵枢·邪气脏腑病形》中记载："十二经脉，三百六十五络，其血气皆上于面而走空窍，其精阳气上走于目而为睛，其别气走于耳而为听"。

经络是人体运行气血的通道，四通八达，联系内外，沟通表里。人体的脏腑、器官、孔窍以及皮肉筋骨等组织通过经络连结成一个统一的、有机整体的庞大系统。人体发生病变时，相应部位的经络就会气血运行不畅，甚至壅塞不通，致使脏腑之间的精气不能变通、相互资助，脏腑的精气不能滋养有关组织。同时，病气还可通过经络向外传达，将病变反映到体表的相应部位上来。

中医学认为，耳与脏腑有着极为密切的生理关系，耳穴与各内脏之间不仅存在相关性，而且具有相对特异性。元代罗天益在《卫生宝鉴》云："五脏六腑，十二经脉有络于耳者。"耳居空窍，内通脏腑，此书奠定了耳与五脏六腑相联系的理论基础。

心、肝、脾、肺、肾五脏之精气都通过经络上注于耳，故耳才能闻声响。由于耳与经络脏腑有如此密切的联系，因此人体任何一处发生病变，都会通过经络反映到耳穴区。那么，通过对这些有关的耳穴进行按摩等刺激，使通往病灶的经络气血畅通，以推动、驱散病灶中郁滞的气血和病气，从而使阴阳恢复平衡，达到预防和痊愈疾病的目的。

使用耳穴防治疾病、美容、抗衰老，在于祛除邪气、扶补正气、调整阴阳、泄其有余、补其不足、调其不和而复其治。古人云："人有三宝：精、气、神"。所谓精，是指人体中的精、血、液等各种物质，它是构成人体，维持和营养人体的生命活动的基础。所谓气，有两种含义：一是指流通着的微小的营养物质，二是指推动脏腑器官活动的动力。气亦需靠呼吸自然界的空气和呼吸水谷精微之气来化生和补充。所谓神，是指精神意识、思维活动、感觉运动的主司，是人体活动的根本体现，也是人体生命活动的总称。

精、气、神三者之间，虽各有殊，但却是一个不可分割的整体。精充、气足、神全乃是健康长寿的保证；精亏、气虚、神耗则是衰老多病的原因。

精不足，则人体内精血、津液缺乏；心肌、动脉得不到滋养，而容易硬化；肌肤、骨骼得不到濡润，而易于枯槁皱褶，关节运动不灵；耳目失于润养，则耳不聪、目不明。

气不足，则脏腑功能减退，气血运行不畅，在心则导致心气不足，心血瘀阻而发生心绞痛、心肌梗死等；在肺则导致肺气不足，痰湿阻滞，则发生支气管炎、肺气肿等；在胃肠则导致胃肠功能紊乱，而发生消化不良、便秘等。

神不足，则神经系统特别是大脑皮质功能减退，人的思维意识活动失调，精神情志变化失常，故老年人常有多疑善忧、言语失误、失眠、健忘等表现。

由此可见，精、气、神是人体生命活动的关键。而注意保养精、气、神，则是摄生抗衰的重要环节，如刺激耳穴，包括按摩耳穴的方法就在于调神、提气。我国医学认为："生死之道，以气为本。"精、气、神三者之间气是根蒂，"摩熨耳目，以助真气"就是这个道理。

二、耳穴现代医学机制的探讨

（一）生物全息律学说

生物全息律是中国学者"全息生物学"创始人，山东大学的张颖清教授在1973年发现并提出来的，他发现人的第二掌骨恰像整个人体的缩影——第二掌骨侧全息穴位群，即第二掌骨侧穴位的分布与人体各个部位和器官一一对应。根据压痛点的有无和位置，可判断有无病症及疼痛部位。在痛点上针刺或按摩，便可治疗与人体相对应部位的疾病。他还提出人体任何一肢节系统，都有着与第二掌骨侧相同的穴位分布规律，都是人体的缩影，耳郭恰好包含了人体最完整的信息。之后他在研究了大量的生物现象和生物学事实的基础上，提出了"全息胚"的概念，创立了"全息胚学说"。

中国古代医学著作《黄帝内经》和《难经》中关于"脉诊""尺肤诊法""面诊""脐诊"等多处文字记载，均体现了"局部包含整体"的全息思想，与"全息胚"概念不谋而合。

该学说认为，一个生物体由处于不同发育阶段和具有不同特化的多重"全息胚"组成。在生物体中，整体是发育程度最高的"全息胚"，细胞是发育程度最低的"全息胚"。真正的胚胎是"全息胚"的特例，而一般的"全息胚"是生物体结构和功能与周围有相对明确的边界和相对独立的部分。全息胚内部又有结构和功能的相对完整性，其中高一级的"全息胚"中又包含低一级的"全息胚"，一级套一级。人体的耳郭，在形态上与人的早期胚胎相似，其形象常被称为"倒立的胎儿"，"全息胚"与"胚胎倒置"的概念也不谋而合。

耳郭包含人体全身全部的信息，即耳郭与整个机体是"信息最全的"。耳穴的定位也基本上可以按照这种信息全等的规律定位。现在有人称耳穴医学为"全息耳穴""耳全息医学"等。

（二）胚胎倒置学说

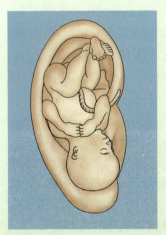

图1 倒置胎儿形象示意图

1950年，法国的诺吉尔博士提出"倒置胎儿"的耳穴分布规律。人体的五脏六腑、四肢百骸、五官七窍，甚至更小的部位，在耳郭上都有其相应的部位。耳郭就像一个头朝下，臀部朝上倒蜷缩在母体子宫中的胎儿的缩影一样，耳穴的分布规律完全与生物全息律一致，倒置胎儿形象如图1所示。因此，生物全息律为耳穴犹如一个"倒置胎儿"的理论找到了归宿。

一种疾病可能在耳穴产生多个阳性反应点。按生物全息律分析，一个阳性反应区可与病灶直接联系，其他耳穴的反应是间接联系。因为人体是一个统一的整体，各器官协调地进行活动，所以，当某一器官发生了疾病，常常影响到与其相关的器官活动。因此，在耳穴不但产生相应部位的阳性反应，而且与其相关的对应部位也出现阳性反应，即一种疾病体现多个耳穴阳性反应。

根据生物全息律原理，耳穴不但可以传达和反映出人体各部位的健康信息，还可以将各种刺激信号传到相应部位，通过一系列复杂的调节过程，使各项生理指标达到平衡，从而达到治疗目的。

（三）免疫学说

免疫学是研究人体免疫系统和免疫反应规律的一门学科。40年来的大量实验研究表明，刺激耳穴可以调整人体的免疫系统，增强人体的免疫能力，从而能够治疗疾病，达到强身健体之效。

目前有资料表明，衰老可以使人体免疫力逐渐降低，患病概率增高。提高免疫力在防病、抗衰中起着十分重要的作用。

此外，实验研究和临床观察还显示出疾病及衰老与细胞功能低下有关；刺激耳穴可以调整细胞功能，促进细胞的各种酶代谢恢复平衡，还可以促进细胞的合成和分解代谢逐渐恢复平衡，调整细胞内环境的平衡与稳定，从而延缓衰老。免疫机制有以下8点。

1. 耳郭的血液供应相当丰富，主要来自耳郭动脉和静脉。耳郭动脉来自颈外动脉的耳后动脉和颞浅动脉，颞浅动脉也有一小分支分布于耳郭。这些小血管在耳郭深部沿软骨走行。耳郭静脉起于耳郭的浅层，然后汇集成几支较大的静脉，与同名动脉相伴而行。耳后静脉和颞浅静脉注入颈外静脉。耳郭的淋巴管比较丰富，多呈网状，耳郭的淋巴液通过淋巴管分别注入耳郭周围的淋巴结。

2. 耳针与胆碱能抗炎通路，迷走神经的传出冲动在网状内皮组织中的巨噬细胞附近释放乙酰胆碱，乙酰胆碱与免疫细胞上的乙酰胆碱能受体特异性结合，抑制炎症细胞因子的释放。经典生理学认为，自主神经系统通过感觉性投射向中枢神经系统传输机体功能状态信号，中枢神经系统通过神经输出调节心率、血压、消化、体温、器官灌流及血糖水平，从而维持机体内稳状态。近年来的研究表明，机体神经系统存在一个能快速控制细胞因子释放的反射性抗炎通路，即胆碱能抗炎通路。

3. 迷走神经是第10对脑神经，是自主神经系统中副交感神经的主要构成部分，包括感觉传入和运动传出纤维。传出性迷走神经起源于延髓，分布于内脏器官。迷走神经通过其主要神经递质调控着重要的生理功能，如心率、支气管收缩、胃肠功能等。

4. 在治疗炎症的实验研究中，研究者注意到，刺激迷走神经可以有效抑制炎症的发生。有学者发现，副交感神经的主要递质乙酰胆碱在体外能有效的抑制内毒素刺激巨噬细胞释放 TNF-α 的效应；刺激迷走神经传出可抑制大鼠内毒素血症时出现的全身炎症反应。后续的研究表明，迷走神经信号能在多种疾病的实验模型中抑制细胞因子活动，其中包括局部缺血、失血性休克、心肌缺血、肠梗阻、关节炎以及胰腺炎。然而，迷走神经刺激并没有改变抗炎因子的水平。这些结果为临床上采用迷走神经刺激治疗炎症提供了实验依据。

5. 神经系统与免疫系统的相互作用对调节先天性免疫反应及控制炎症至关重要。胆碱能抗炎通路是一种生理性神经免疫调节途径的免疫机制，它调节着先天免疫功能，并控制炎症。与传统的体液抗炎通路相比，胆碱能抗炎通路更加直接、迅速、高效，并且可以同时抑制多种炎症因子，具有更多优势。

6. 耳针在治疗免疫系统疾病中有很好的应用前景，胆碱能抗炎通路的发现是免疫调节机制研究的重大突破。

7. 胆碱能抗炎通路可抑制炎性细胞因子的合成与释放，采用耳穴贴压疗法调节机体免疫力多用于肺穴、肠穴、脾穴、肾穴等耳穴，用于治疗上呼吸道感染、溃疡性结肠炎、变态反应性鼻炎等多种免疫系统疾病。以上研究选取的耳穴主要位于耳郭的耳甲艇和耳甲腔部位，这与耳甲—迷走神经刺激区域基本一致。这些临床报道从另一个角度证实了刺激耳甲区具有调节免疫系统功能的作用，这种作用机制我们称为耳甲—迷走免疫调节机制。

8. 耳针能够通过激活胆碱能抗炎通路来调节免疫系统功能并抑制炎症反应。电针耳甲区在治疗其他迷走神经相关疾病中有显著疗效，说明这种方法可用于治疗免疫系统疾病。

有人通过使用相关仪器扫描的方法，研究刺激穴位对大脑皮质的影响，证明刺激可以加强健康皮质细胞的活动能力，增强其兴奋与抑制过程；在出现病理变化的情况下，刺激穴位能调整并增强大脑皮质的兴奋性与抑制过程的力量和灵活性，使之恢复到正常的生理平衡状态。刺激耳穴能提高垂体、肾上腺皮质系统的功能，不但能纠正内分泌系统紊乱，还能防止内分泌腺体功能衰退。刺激耳穴后作用于丘脑和大脑的良性刺激，能使人心情舒畅、精神愉快、思维敏捷，有利于增强体力、消除疲劳，具有保健防病抗衰老的作用。

（四）神经体液学说

神经系统是身体内部的主导系统。完整的有机体，通过神经系统的支配调节，各组织器官系统之间才能互相联系、协调统一，进行各种功能活动。耳郭有丰富的神经分布，上述神经在真皮内形成较密的神经网。尤其有意义的是，专门支配内脏和腺体功能活动的迷走神经在全身各部位均无分布，唯独耳郭有其分布，这意味着耳穴与内脏、腺体的联系较为密切。由于耳郭分布有丰富的神经网，因此，对各种刺激的反应有高度的敏感性。

耳穴的良性刺激对全身各组织器官所引起的效应，在相当程度上是通过神经体液的综合调节作用而实现的。人体功能的状态一个突出特点是双向调节作用。所谓双向调节作用，通俗地说，如果功能处于亢进、紧张者，则可以使之适当抑制、放松；如果处于衰退、低下者，则可以使之适当促进、提高，以恢复到正常状态。例如，神经衰弱者属于兴奋型的，表现为情绪不安、易怒、失眠等，刺激耳穴可使之心情安定、容易入睡、提升睡眠质量；属于抑制型者，表现为精神困倦、情绪低下、多睡而睡眠差，刺激耳穴可使之精神兴奋、睡眠时间缩短但质好。又如胃下垂者或胃痉挛者，前者是胃肌张力不足，后者是肌张力过度；通过刺激耳穴，胃下垂者胃肌张力增强，胃痉挛者胃肌张力减弱（松弛）。

耳穴刺激还具有解毒、增强免疫力、消炎、镇痛的功效。上海市耳针协作小组在家犬实验性软组织炎的研究中，证实了此说法。

1. 耳郭的神经支配十分丰富，有来自脊神经颈丛的耳大神经和枕小神经，来自脑神经的三叉神经（耳颞神经）、面神经、舌咽神经、迷走神经的分支，以及随颈外动脉而来的交感神经。上述神经分布在耳郭皮肤中还表现出以下两个特点。

（1）各神经之间有丰富的吻合分支；

（2）各神经分支在多处形成相互重叠的网状结构，如耳甲神经丛和三角窝神经丛。正因为这些神经网的存在，耳穴的作用不是单纯某一支神经支配发挥作用，而是支配某一区域的整个神经脉络共同发挥的作用。

2. 耳郭的神经分布情况如下。

(1) 有来自脊神经颈丛的耳大神经、枕小神经；

(2) 有来自脑神经的耳颞神经、面神经、舌咽神经、迷走神经；

(3) 有来自颈动脉的交感神经。

(4) 耳郭—迷走神经反射与现象：迷走神经耳支反射属于躯体—内脏反射性质，自主神经参与其中。刺激外耳道或耳甲区可以激活迷走神经耳支，进而引起类似于副交感神经紧张的效应。此前曾报道过一例患者因冲洗耳道而导致脉搏停搏、心音消失、呼吸急促喘息的现象。迷走神经有感觉纤维并分布于耳道和鼓膜，传出纤维分布于心脏，有抑制其活动的作用。造成喘息性呼吸的原因是，喉和支气管的肌肉痉挛导致呼吸加深，这也是由于刺激了迷走神经所致。有学者叙述过一个案例，一例在麻醉状态下接受耳窥器插入和鼓膜切开术的儿科患者，刺激耳道时出现窦性心动过缓和室性早搏。还有学者总结出8种与耳道有关的反射，并认为联系外耳道皮肤刺激和内脏器官（包括胃、食管、肺、心脏、子宫和性器官）之间反射的桥梁是迷走神经耳支。

3. 耳穴与神经的关系。

通过对耳穴神经解剖和组织切片的研究，发现耳郭上有来自脊神经丛的耳大神经、枕小神经；来自脑神经的耳颞神经、面神经、舌咽神经、迷走神经；来自颈动脉的交感神经。人体内脏在耳郭上相应部位的反应点，恰恰都在迷走神经耳支的分区内；不仅迷走神经支配的耳穴具有反映和治疗内脏疾病的特性，非迷走神经分布的某些耳穴亦具有类似功能。

(1) 经过实验研究发现：人体某部位患病时，在相应耳穴上会出现导电量增高的良导点。注射抑制交感神经的药物后，耳穴上导电量则会降低；注射抑制副交感神经的药物后，交感神经相对兴奋，其导电量又会增高。例如，对切断颈交感神经的家兔，观察其耳穴低电阻点的形成，并没有显示出明显的直接效果。可见，针刺耳穴所产生的效应与自主神经系统的调节是分不开的。例如，当切除猴子的大脑皮质后，其压痛反应仍存在，但反应程度有所减轻。

(2) 临床研究发现：有学者用耳穴针刺法配合穴位注射治疗顽固性呃逆，认为刺激耳部相关穴位可刺激大脑皮质，通过反射弧使迷走神经抑制，缓解膈肌痉挛而达到抑制呃逆的目的。很多学者均认为，耳穴针刺可调节大脑皮质的兴奋与抑制。现代医学认为，神经是耳郭与内脏联系的主要途径，耳针通过刺激耳郭上的神经，发挥双向调节作用，纠正机体失衡状态，达到防治疾病的目的。

4. 神经—体液机制有以下2种研究。

(1) 有学者经过实验和研究发现，通过免疫测定，在针刺后防御反应中，各种免疫因素广泛地被调动。针刺耳穴后谷胱甘肽、黏蛋白含量降低，丙种球蛋白、T淋巴细胞含量增高，说明耳针的效应与体液分泌是密切相关的。同时，证明刺激耳穴能提高机体的免疫功能。并且还发现针刺耳穴可降低血清肿瘤坏死因子浓度。

(2) 通过临床研究，有学者认为刺激耳穴可有效提高血清中β-内啡肽的含量，调节中枢神经递质的分泌；提高卵巢功能，延缓衰退，提高雌二醇水平；并认为耳穴贴压可直接调节下丘脑的功能，或间接通过提高雌激素的含量来影响下丘脑对β-内啡肽的分泌。实验研究还发现耳针具有促进胰岛素分泌、降血糖的作用。耳穴电针法刺激心、肝、脾对应的耳穴，血液流变学指标均有明显改善，说明耳针刺激有改善血液黏稠度的作用。相关研究认为耳穴良性刺激传至相应的神经元后，神经—体液发生了改变。以上研究说明，现代医学认为耳针通过神经和神经—体液途径，可调节机体内分泌系统及免疫系统。

5. 神经末梢和感受器耳郭上 2/3 为软骨支架，换言之，软骨是构成耳郭的主要组织。在软骨基质内未见神经纤维，而在软骨膜及靠近软骨的皮下组织中存在着较多的神经纤维，且多与血管伴行，越靠近表皮神经纤维分支越细，最后成为游离神经末梢。经研究发现，耳郭背面的神经纤维数和神经末梢多于耳郭正面。

（五）其他机制与学说

国内外关于耳针作用原理的学说包括生物电学说、生物控制论学说、生物全息律学说、闸门控制学说和德尔他反射学说等。

1. 生物电学说

当组织器官有病变时，其异常的生物电沿经络通道反应到耳穴，表现为某耳穴电阻降低。针刺这些耳穴，所产生的电位差和创伤电流又沿经络传输送组织或器官，起到治疗或缓解疾病的作用。

2. 生物控制论学说

该学说包括"人体控制论""针麻—多级协调控制过程""经络—人体控制系统"等新学说。该学说认为耳针作用原理包括扰动补偿和阈值控制，但不排斥神经、体液、经络、藏象等学说的理论与实验。

3. 闸门控制学说

该学说认为中枢神经系统在接受伤害性刺激时，会根据当时中枢神经系统的功能状态做出主动的应答，或使疼痛加重，或使疼痛减轻。这可以解释为通过耳针镇痛的机制。

4. 德尔他反射学说

该学说是用胶布将电子测温计探头固定在耳郭的手穴、足穴、膝穴、腹穴等穴区上，每次固定一个探头，待测温计指针稳定后，用针刺激双手或足、膝等部位，经过 10～15 秒，见到耳郭上与受刺激部位对应的区域皮肤温度升高。同样，刺激耳郭某穴区亦可在对应的身体部位上出现皮温升高，说明德尔他反射通路的存在。这种躯体与内脏、中枢、耳郭间的通路是双向反射路径，这种反射路径不仅是耳针疗法的基本反射通路，也是其他穴位刺激疗法的生理学基础。实验显示，身体上的部位与其相应的耳穴犹如钥匙和锁孔一样的关系。

第二章　耳郭的解剖及耳穴

第一节　耳郭的解剖名称

一、耳郭正面表面解剖名称

耳郭方位示意图如图2、图3所示。

1. 耳轮——耳郭外缘向前卷曲的部分。
2. 耳轮结节——耳轮外上方稍肥厚的结节状凸起。
3. 耳轮尾——耳轮下缘与耳垂交界处。
4. 耳轮脚——耳轮深入到耳甲腔的横行凸起。
5. 对耳轮——与耳轮相对的隆起处。
6. 对耳轮上脚——对耳轮向上的分支。
7. 对耳轮下脚——对耳轮向下的分支。
8. 三角窝——对耳轮上脚与下脚之间构成的三角形凹窝。
9. 耳舟——对耳轮与耳轮之间的凹沟。
10. 耳屏——耳郭前面的瓣状突起，又称耳珠。
11. 对耳屏——耳垂上部与耳屏相对的隆起。
12. 屏上切迹——耳屏上缘与耳轮脚之间的凹陷。
13. 屏间切迹——耳屏与对耳屏之间的凹陷。
14. 轮屏切迹——对耳屏与对耳轮之间的凹陷。
15. 耳甲——是由对耳屏和弧形的对耳轮体部及对耳轮下脚下缘围成的凹窝。
16. 耳甲艇——耳轮脚以上的耳甲部。
17. 耳甲腔——耳轮脚以下的耳甲部。
18. 耳垂——耳郭最下部无软骨的皮垂。

耳郭正面表面解剖名称如图4所示。

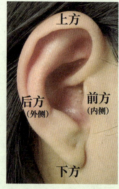

图2　耳郭方位示意图（正面）　　图3　耳郭方位示意图（背面）

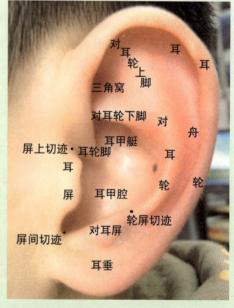

图4　耳郭表面解剖名称示意图（正面）

二、耳郭背面表面解剖名称

耳郭背面有三个面、四个沟、四个隆起。

三个面——耳轮背面，耳轮尾背面、耳垂背面。

五个沟——对耳轮后沟、对耳轮上脚沟、对耳轮下脚沟、对耳屏沟、耳轮脚沟。

四个隆起——耳舟后隆起、三角窝后隆起、耳甲艇后隆起、耳甲腔后隆起。

耳郭背面解剖名称如图5所示。

三、耳根解剖名称

1. 上耳根——耳郭与头部相连的最上部。
2. 下耳根——耳郭与头部相连的最下部。

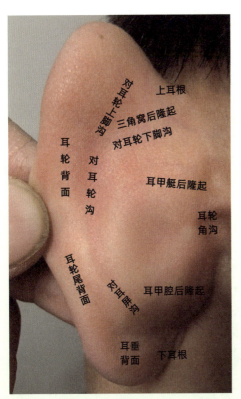

图5 耳郭背面解剖名称示意图（背面）

第二节 耳郭的结构

一、耳郭的组织结构

耳郭由弹性软骨作为支架,并辅以韧带、脂肪、结缔组织及退化的肌肉等结构。耳郭皮下分布着丰富的神经、血管与淋巴管,只有 1/5～1/4 部分是无软骨含有脂肪与结缔组织的耳垂。

二、耳郭的血管分布

1. 动脉:耳郭的动脉全部来自颈外动脉的分支——颞浅动脉和耳后动脉。这些分支在耳郭深部沿软骨走行。

2. 静脉:耳郭的静脉均起于耳郭的浅层、前面,最后汇集成 2～3 支较大静脉,并与耳轮和耳垂较大的吻合支连接,经颞浅静脉注入颈外静脉。耳背小静脉汇集成 3～5 支,经耳后静脉汇入颈外静脉。

三、耳郭的淋巴

耳郭的淋巴,流入耳郭周围的淋巴结,根据其流向分为前组、后组、下组,3 组淋巴结均汇入颈上淋巴结。

四、耳郭的肌肉和软骨

耳郭的肌肉包括耳软骨之间的耳内肌和附着于耳郭与颅骨之间的耳外肌。人类除少数人耳外肌尚有明显收缩作用,能使耳郭转动外,大多数人的耳外肌已退化,仅留一些痕迹。从组织学上看许多耳穴,如肾穴、膀胱穴、枕穴、降压沟穴、上耳根穴等部位都有已经退化了的耳外肌附着。

耳郭的软骨:整个耳郭除耳垂外其余部分均为软骨支撑。

五、耳郭的神经

耳郭的神经支配范围非常丰富,布满了神经末梢和感受器;既有与脊髓颈 2、3、4 节段相连的躯体神经,又有与脑干相联系的脑神经,还有来自颈交感神经节、脊神经行走并沿血管分布的交感神经。正因为耳郭上有丰富的神经,用中医经络学的话说即"十二经脉、上终于耳",使耳郭具有接受敏感刺激的特点,奠定了耳郭在促进人类健康中的重要地位。

耳郭上 2/3 为软骨支架,换言之,软骨是构成耳郭的主要组织。在软骨基质内无神经纤维,而在软骨膜及靠近软骨的皮下组织中存在着较多的神经纤维,且多与血管伴行,越靠近表皮分支越细密，最后成为游离神经末梢。

耳郭上各神经的主要分支及其可能支配的范围如下。

1. 三叉神经的耳颞神经

（1）外耳道支：分布于外耳道前壁、前上壁、鼓膜、耳轮脚及耳甲。

（2）耳屏支：分布于耳屏前面、后面，少数个体还分布于耳垂近耳根处。

（3）颞浅支：分布于耳轮脚、耳轮外部、三角窝。

少数人的耳神经可分布到耳轮后上缘，甚至可代替枕小神经，分别与面神经、耳大神经、枕小神经、迷走神经相吻合。

2. 耳大神经

从颈丛发出，沿胸锁乳突肌表面上行，在耳垂高度分出耳前支、耳后支。

（1）耳前支：分布于耳垂前面和背面，以及耳舟、耳轮、对耳轮、对耳屏、三角窝和耳甲腔、耳甲艇的外缘。

（2）耳后支：分布于耳背下2/3，以及耳轮、对耳轮、三角窝。

有些个体的耳大神经可分布于耳屏内侧面，甚至外耳道口前壁。其前支常与三叉神经吻合，后支常与枕小神经、枕大神经相吻合，但多见的是与面神经干和面神经的分支吻合，有人推测这就是耳郭上的面神经兼有感觉成分，亦作为感觉神经的原因。

3. 枕小神经

亦来自颈丛，沿胸锁乳突肌后缘上升，发出一些分支至耳上部，在耳背面分成3穿支，有1~2个穿支至耳郭正面。其分布于耳郭背面上1/3、耳轮后上缘、三角窝，以及对耳轮上、下脚和耳舟上部。

有些个体枕小神经在耳上部的分布可被耳大神经或三叉神经所代替，极少数个体还可被副神经所代替。枕小神经耳上分支常与枕大神经、三叉神经、面神经相吻合或重叠，枕大神经多数只支配枕后皮肤。

4. 迷走神经、面神经、舌咽神经的混合支

（1）迷走神经：从颈静脉神经节发出后，快速与舌咽神经的分支相连，到面神经管又与面神经干吻合交叉。

（2）混合支的耳前支：分布于外耳门周围、耳轮脚起始部上下、耳甲艇、耳甲腔。有的分支可延伸至耳郭中段的对耳轮、耳舟，甚至三角窝；有的则只分布在耳甲腔范围内；有的发出几个前支穿至耳郭背面中部。

（3）面神经的耳后支：分布于耳背中部近耳根处皮肤、耳背的耳外肌和耳内肌，以及耳甲腔、耳轮脚后下部和对耳轮脚中部。

5. 交感神经

耳郭上的交感神经纤维沿血管分布，在血管壁上缠绕着粗细不等的交感神经纤维，血管之间亦有神经纤维相互连接。

第三节　耳部的分区

2008年国家标准化管理委员会颁布的国家标准《耳穴名称与定位》中，按耳的解剖结构将耳部划分成93个穴位分区，其示意图如图6、图7、图8所示。

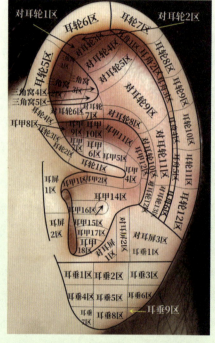

图6　耳郭表面分区示意图（正面）

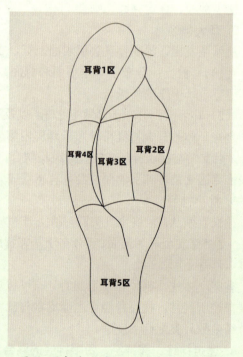

图7　耳郭表面分区示意图（背面）

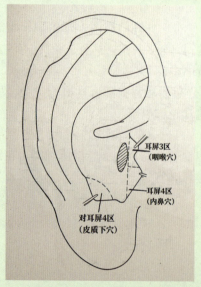

图8　耳郭背面分区示意图（内侧面）

一、耳轮的分区

耳轮分为12个区。耳轮脚为耳轮1区；耳轮脚切迹到对耳轮下脚上缘之间的耳轮分为3等份，自下而上依次为耳轮2区、耳轮3区、耳轮4区；对耳轮下脚上缘到对耳轮上脚前缘之间的耳轮为耳轮5区；对耳轮上脚前缘到耳尖之间的耳轮为耳轮6区；耳尖到耳轮结节上缘为耳轮7区；耳轮结节上缘到耳轮结节下缘为耳轮8区；耳轮结节下缘到轮垂切迹之间的耳轮分为4等份，自上而下依次为耳轮9区、耳轮10区、耳轮11区和耳轮12区。

二、耳舟的分区

耳舟分为6个区，将耳舟分为6等份，自上而下依次为耳舟1区、耳舟2区、耳舟3区、耳舟4区、耳舟5区、耳舟6区。

三、对耳轮的分区

对耳轮分为13个区。将对耳轮上脚分为上、中、下3等份，下1/3为对耳轮5区，中1/3为对耳轮4区；再将上1/3分为上、下2等份，下1/2为对耳轮3区；再将上1/2分为前、后2等份，后1/2为对耳轮2区，前1/2为对耳轮1区。将对耳轮下脚分为前、中、后3等份，前、中2/3为对耳轮6区，后1/3为对耳轮7区。将对耳轮体从对耳轮上、下脚分叉处至轮屏切迹分为5等份，再沿对耳轮耳甲缘将对耳轮体分为前1/4和后3/4两部分，前上2/5为对耳轮8区，后上2/5为对耳轮9区，前中2/5为对耳轮10区，后中2/5为对耳轮11区，前下1/5为对耳轮12区，后下1/5为对耳轮13区。

四、三角窝的分区

三角窝分为5个区。将三角窝由耳轮内缘至对耳轮上脚、下脚分叉处分为前、中、后3等份。将前1/3分为上、中、下3等份，上1/3为三角窝1区，下2/3为三角窝2区；中1/3为三角窝3区；将后1/3分为上、下2等份，上1/2为三角窝4区，下1/2为三角窝5区。

五、耳屏的分区

耳屏分为4个区。将耳屏外侧面分为上、下2等份，上部为耳屏1区，下部为耳屏2区；将耳屏内侧面分为上、下2等份，上部为耳屏3区，下部为耳屏4区。

六、对耳屏的分区

对耳屏分为4个区。由对屏尖及对屏尖至轮屏切迹连线之中点，分别向耳垂上线做2条垂线，将对耳屏外侧面及其后部分为前、中、后3个区，前为对耳屏1区，中为对耳屏2区，后为对耳屏3区。对耳屏内侧面为对耳屏4区。

七、耳甲的分区

耳甲分为18个区。耳轮脚消失处对应的耳甲部位为耳甲4区；将耳轮脚下缘、外耳道口上缘与胃穴前缘的连线围成的狭长区域3等分，从前向后依次为耳甲1区、耳甲2区、耳甲3区；将耳甲4区后缘到耳甲与耳轮交界处3等分，从后向前依次为耳甲5区、耳甲6区、耳甲7区；耳甲艇后下缘为耳甲12区；耳甲腔后上缘为耳甲13区；对耳轮下脚臀穴直对的耳甲艇为耳甲10区，肝肾之间为耳甲11区；肾穴后缘为耳甲9区、耳甲8区；耳甲腔中心为耳甲15区；心穴周围为耳甲14区；心穴到外耳道口为耳甲16区；将屏间切迹内的耳甲腔区域2等分，内侧1/2为耳甲17区，外侧1/2为耳甲18区。

八、耳垂的分区

耳垂分为9个区。在耳垂上线至耳垂下缘最低点之间画2条等距离平行等分线，于该平行线上引2条垂直等分线，将耳垂分为9个区，上部由前到后依次为耳垂1区、耳垂2区、耳垂3区；中部由前到后依次为耳垂4区、耳垂5区、耳垂6区；下部由前到后依次为耳垂7区、耳垂8区、耳垂9区。

九、耳背的分区

耳背分为5个区。分别过对耳轮上脚、下脚分叉处耳背对应点和轮屏切迹耳背对应点画2条水平线，将耳背分为上、中、下3部分，上部为耳背1区，下部为耳背5区；再将中部分为内、中、外3等份，内1/3为耳背2区，中1/3为耳背3区，外1/3为耳背4区。

十、耳郭基本标志线

耳郭基本标志线的划定适用于耳郭分区的说明，如图9所示。

1. 耳轮内缘：耳轮与耳郭其他部分的分界线。是耳轮与耳舟、对耳轮上脚和下脚、三角窝及耳甲等部位的折线。
2. 耳甲折线：耳甲内平坦部与隆起部之间的折线。
3. 对耳轮脊线：对耳轮体及其上脚、下脚最凸起处的连线。
4. 耳舟凹沟线：沿耳舟最凹陷处所做的连线。

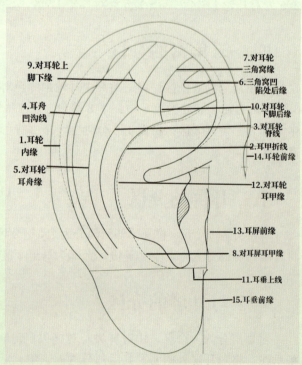

图9 耳郭基本标志线示意图

5. 对耳轮耳舟缘：对耳轮与耳舟的分界线，是对耳轮脊（含对耳轮上脚）与耳舟凹沟之间的中线。

6. 三角窝凹陷处后缘：三角窝内较低平的三角形区域的后缘。

7. 对耳轮三角窝缘，即对耳轮上脚、下脚与三角窝的分界线，是对耳轮上脚和对耳轮下脚脊与三角窝凹陷处后缘之间的中线。

8. 对耳轮耳甲缘：对耳轮与耳甲的分界线，是对耳轮脊（含对耳轮下脚）与耳甲折线之间的中线。

9. 对耳轮上脚下缘：对耳轮上脚与对耳轮体的分界线，是从对耳轮上脚和对耳轮下脚分叉处向对耳轮耳舟缘所做的垂线。

10. 对耳轮下脚后缘：对耳轮下脚与对耳轮体的分界线，是从对耳轮上脚、下脚分叉处向对耳轮耳甲缘所做的垂线。

11. 耳垂上线（亦作为对耳屏耳垂缘和耳屏耳垂缘）：耳垂与耳郭其他部分的分界线。是过屏间切迹和轮垂切迹所做的水平线。

12. 对耳屏耳甲缘：对耳屏与耳甲缘的分界线，是对耳屏内侧面与耳甲的折线。

13. 耳屏前缘：耳屏外侧面与面部的分界线，是沿耳屏前沟所做的直线。

14. 耳轮前缘：耳轮与面部的分界线，是沿耳轮前沟所做的直线。

15. 耳垂前缘：耳垂与面颊的分界线，是沿耳垂前沟所做的直线。

十一、耳郭标志点线的设定

1. A 点：在耳轮的内缘上，耳轮脚切迹至对耳轮下脚间中上 1/3 交界处。
2. B 点：耳轮脚消失处至 D 点连线的中后 1/3 交界处。
3. C 点：外耳道口后缘上 1/4 与下 3/4 的交界处。
4. D 点：在耳甲内，由耳轮脚消失处向后做一水平线与对耳轮耳甲缘相交点处。
5. AB 线：从 A 点向 B 点做一条与对耳轮耳甲艇缘弧度大体相仿的曲线。
6. BC 线：从 B 点向 C 点做一条与耳轮脚下缘弧度大体相仿的曲线。
7. BD 线：B 点与 D 点之间的连线。

第四节 耳穴

一、耳穴与人体各部位的密切关系

当你在医院看病时,会发现一些患者在耳朵上扎针;当你走在路上时,会看到一些中老年人在按摩耳朵,这是什么道理呢?

笔者曾经用耳针疗法使一位剧烈牙痛的患者由痛苦呻吟在不到10分钟时间内变得眉开眼笑,判若两人,多么令人惊奇!这些就是通过刺激耳穴所发挥出的作用。

耳穴是耳郭皮肤表面与人体脏腑、经络、组织器官、四肢百骸相互沟通的部位,也是脉气输注的所在,所以在耳郭上能反映机体生理功能和病理变化的部位均统称为耳穴。耳穴是耳郭诊断和治疗疾病的特定点,如图10所示。

当机体组织或器官发生病变时,耳郭上相对应部位的耳穴就会出现各种阳性反应,对耳穴的阳性反应点,用适当的方法进行刺激就可对其病理过程产生影响,促使其缓解和消除。

由于耳穴与机体有密切的联系,并且与神经、体液、脏腑、生物活动等有极复杂的神经脉络相连,当人体患病时,在相应的耳穴上以多种形式的阳性反应表现出来。因此,人们可以通过阳性反应点的变化,分析、判断疾病的部位和性质,并可通过多种方法刺激耳穴进行治疗。所以人们通常把耳穴又称为反应点、反射点、敏感点、阳性点、压痛点、低电阻点、治疗点等。

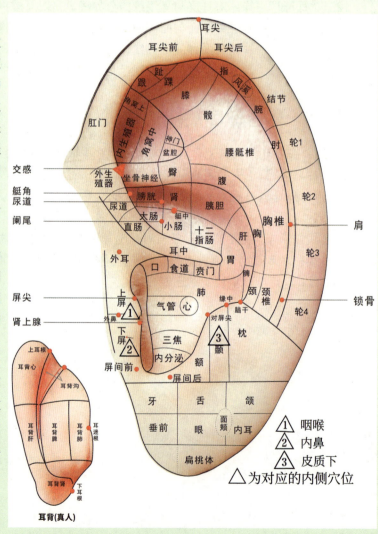

图10 中国标准耳穴定位全图(真人耳朵)

二、耳穴的分布规律

小小的耳郭布满了密密麻麻的耳穴，乍看起来是杂乱无章，很难学习和记忆；但实际上耳穴在耳郭上的分布是有其规律的。它在耳前外侧面的排列像一个在子宫内倒置的胎儿，头部朝下，臀部及下肢朝上，胸部及躯干在中间，标准耳穴示意图如图11、图12、图13所示。

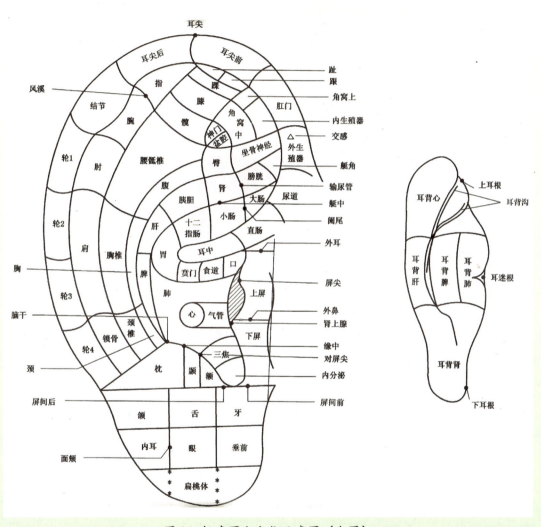

图11 标准耳穴定位示意图（全图）

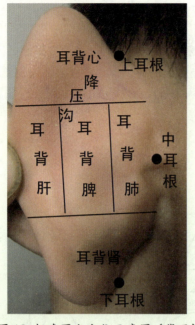

图12 标准耳穴定位示意图（背面）

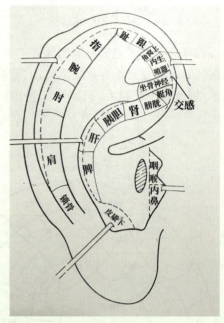

图13 标准耳穴定位示意图（内侧面）

三、标准耳穴的名称、定位与可治疗病症

耳郭表面分区参考图6。

1. 耳轮穴位

（1）耳中：在耳轮脚处，即耳轮1区，可治疗呃逆、荨麻疹、皮肤瘙痒等。

（2）直肠：在耳轮脚棘前上方的耳轮处，即耳轮2区，可治疗便秘、腹泻、脱肛、痔疮等。

（3）尿道：在直肠上方的耳轮处，即耳轮3区，可治疗尿频、尿急、尿痛、尿潴留等。

（4）外生殖器：在对耳轮下脚前方的耳轮处，即耳轮4区，可治疗睾丸炎、附睾炎、外阴瘙痒等。

（5）肛门：在三角窝前方的耳轮处，即耳轮5区，可治疗痔疮、肛裂等。

（6）耳尖前：在耳郭向前对折的上部尖端的前部，即耳轮6区，可治疗感冒、痔疮等。

（7）耳尖：在耳郭向前对折的上部尖端处，即耳轮6区与7区的交界处，可治疗发热、高血压、急性结膜炎、睑腺炎、痛风、风疹、失眠等。

（8）耳尖后：在耳郭向前对折的上部尖端的后部，即耳轮7区，可治疗扁桃体炎等。

（9）结节：在耳轮结节处，即耳轮8区，主治头晕、头痛、高血压等。

（10）轮1：在耳轮结节下方的耳轮处，即耳轮9区，可治疗扁桃体炎、上呼吸道感染、发热等。

（11）轮2：在轮1区下方的耳轮处，即耳轮10区，可治疗扁桃体炎、上呼吸道感染、发热等。

（12）轮3：在轮2区下方的耳轮处，即耳轮11区，可治疗扁桃体炎、上呼吸道感染、发热等。

（13）轮4：在轮3区下方的耳轮处，即耳轮12区，可治疗扁桃体炎、上呼吸道感染、发热等。

2. 耳舟穴位

（1）指：在耳舟上方，即耳舟1区，可治疗甲沟炎、手指疼痛和麻木等。

（2）腕：在指区的下方，即耳舟2区，可治疗腕部疼痛等。

（3）风溪：在耳轮结节前方，指区与腕区之间，即耳舟1区与2区的交界处，可治疗荨麻疹、皮肤瘙痒、过敏性鼻炎、哮喘等。

（4）肘：在腕区的下方，即耳舟3区，可治疗肱骨外上髁炎、肘部疼痛等。

（5）肩：在肘区的下方，即耳舟4区和5区，主治肩关节周围炎、肩部疼痛等。

（6）锁骨：在肩区的下方，即耳舟6区，可治疗关节周围炎等。

3. 对耳轮穴位

（1）跟：在对耳轮上脚前上部，即对耳轮1区，可治疗足跟痛等。

（2）趾：在耳尖下方的对耳轮上脚后上部，即对耳轮2区，可治疗甲沟炎、趾部疼痛等。

（3）踝：在趾跟区下方，即对耳轮3区，可治疗踝关节扭伤等。

（4）膝：在对耳轮上脚中1/3处，即对耳轮4区，可治疗膝关节肿痛。

（5）髋：在对耳轮上脚下1/3处，即对耳轮5区，可治疗髋关节疼痛、坐骨神经痛、腰骶部疼痛等。

（6）坐骨神经：在对耳轮下脚的前2/3处，即对耳轮6区，可治疗坐骨神经痛、下肢瘫痪等。

（7）交感：在对耳轮下脚末端与耳轮内缘相交处，即对耳轮6区前端，可治疗胃肠痉挛、心绞痛、胆绞痛、输尿管结石、自主神经功能紊乱，心悸、多汗、失眠等。

（8）臀：在对耳轮下脚的后1/3处，即对耳轮7区，可治疗坐骨神经痛、臀部疼痛等。

（9）腹：在对耳轮体前部上2/5处，即对耳轮8区，可治疗腹痛、腹胀、腹泻、急性腰扭伤、痛经等。

（10）腰骶椎：在腹区后方，即对耳轮9区，主治腰骶部疼痛等。

（11）胸：在对耳轮体前部中2/5处，即对耳轮10区，可治疗胸肋疼痛、胸闷、乳痈、乳少。

（12）胸椎：在胸区后方，即对耳轮11区，主治胸肋疼痛、经前乳房胀痛、乳痈产后泌乳不足等。

（13）颈：在对耳轮体前部下1/5处，即对耳轮12区，主治落枕、颈项强痛等。

（14）颈椎：在颈区后方，即对耳轮13区，主治落枕、颈椎可治疗病等。

4. 三角窝穴位

（1）角窝上：在三角窝前1/3的上部，即三角窝1区，主治高血压等。

（2）内生殖器：在三角窝前1/3的下部，即三角窝2区，可治疗痛经、月经不调、白带过多、功能失调性子宫出血、遗精、阳痿等。

（3）角窝中：在三角窝中1/3处，即三角窝3区，可治疗哮喘、咳嗽、肝炎等。

（4）神门：在三角窝后1/3的上部，即三角窝4区，可治疗失眠、多梦、痛症、哮喘、咳嗽、眩晕、高血压、过敏性疾病、戒断综合征等。

（5）盆腔：在三角窝后1/3的下部，即三角窝5区，可治疗盆腔炎、附件炎等。

5. 耳屏穴位

（1）上屏：在耳屏外侧面上1/2处，即耳屏1区，可治疗咽炎、单纯性肥胖等。

（2）下屏：在耳屏外侧面下1/2处，即耳屏2区，可治疗鼻炎、鼻塞、单纯性肥胖等。

（3）外耳：在屏上切迹前方近耳轮部，即耳屏区上缘处，可治疗外耳道炎、中耳炎、耳鸣等。

（4）屏尖：在耳屏游离缘上部尖端，即耳屏1区后缘处，可治疗发热、牙痛、腮腺炎、咽炎、扁桃体炎、结膜炎等。

（5）外鼻：在耳屏外侧面中部，即耳屏1区与耳屏2区之间，可治疗鼻疖、鼻炎、蝴蝶斑、酒渣鼻等。

（6）肾上腺：在耳屏游离缘下部尖端，即耳屏2区后缘处，可治疗低血压、风湿性关节炎、腮腺炎、哮喘、休克、鼻炎、咽炎、过敏性皮肤病等。

（7）咽喉：在耳屏内侧面上1/2处，即耳屏3区，可治疗声音嘶哑、咽喉炎、扁桃体炎等。

（8）内鼻：在耳屏内侧面下1/2处，即耳屏4区，可治疗鼻炎、副鼻窦炎、鼻衄等。

（9）屏间前：在屏间切迹前方，耳屏最下部，即耳屏2区下缘处，可治疗眼科疾病。

6. 对耳屏穴位

（1）额：在对耳屏外侧面的前部，即对耳屏1区，主治额窦炎、头痛、头晕、失眠、多梦等。

（2）屏间后：在屏间切迹后方，对耳屏前下部，即对耳屏1区下缘处，主治眼科疾病。

（3）颞：在对耳屏外侧面的中部，即对耳屏2区，可治疗偏头痛、耳鸣、耳聋、三叉神经痛等。

（4）枕：在对耳屏外侧面的后部，即对耳屏3区，主治头痛、头晕、哮喘、癫痫、神经衰弱等。

（5）皮质下：在对耳屏内侧面，即对耳屏4区，可治疗痛症、神经衰弱、假性近视、胃溃疡、腹泻、高血压、冠心病、心律失常等。

（6）对屏尖：在对耳屏游离缘的尖端，即对耳屏1区、耳屏2区、耳屏4区的交点处，可治疗哮喘、腮腺炎、皮肤瘙痒、睾丸炎、附睾炎等。

（7）缘中：在对耳屏游离缘上，对屏尖与轮屏切迹的中点处，即对耳屏2区、耳屏3区、耳屏4区的交点处，可治疗遗尿、梅尼埃病、功能失调性子宫出血、内分泌系统疾病、肥胖症等。

（8）脑干：在轮屏切迹处，即对耳屏3区、4区之间，可治疗后头痛、眩晕、假性近视。

7. 耳甲穴位

（1）口：在耳轮脚下方前1/3处，即耳甲1区，可治疗面瘫、口腔炎、牙痛、胆囊炎、胆石症、戒断综合征、牙周炎、舌炎。

（2）食道：在耳轮脚下方中1/3处，即耳甲2区，可治疗食管炎、食管痉挛等。

（3）贲门：在耳轮脚下方后1/3处，即耳甲3区，可治疗贲门痉挛、神经性呕吐等。

（4）胃：在耳轮脚消失处，即耳甲4区，主治胃痉挛、胃炎、胃溃疡、消化不良、恶心呕吐、失眠、牙痛等。

(5) 十二指肠：在耳轮脚及部分耳轮与 AB 线之间的后 1/3 处，即耳甲 5 区，可治疗十二指肠溃疡、胆囊炎、胆石症、幽门痉挛等。

(6) 小肠：在耳轮脚及部分耳轮与 AB 线之间的中 1/3 处，即耳甲 6 区，可治疗消化不良、腹痛、心动过速、心律不齐等。

(7) 大肠：在耳轮脚及部分耳轮与 AB 线之间的前 1/3 处，即耳甲 7 区，可治疗腹泻、便秘、痢疾、咳嗽、过敏、皮肤疾病等。

(8) 阑尾：在小肠区与大肠区之间，即耳甲 6 区与耳甲 7 区的交界处，可治疗单纯性阑尾炎、腹泻、腹痛等。

(9) 艇角：在对耳轮下脚下方前部，即耳甲 8 区，可治疗前列腺炎、尿道炎等。

(10) 膀胱：在对耳轮下脚下方中部，即耳甲 9 区，可治疗膀胱炎、遗尿症、尿潴留、腰痛、坐骨神经痛、偏头痛等。

(11) 肾：在对耳轮下脚下方后部，即耳甲 10 区，可治疗腰痛、耳鸣、神经衰弱、水肿、哮喘、遗尿、遗精、阳痿、月经不调等。

(12) 输尿管：在肾区与膀胱区之间，即耳甲 9 区与耳甲 10 区的交界处，可治疗输尿管结石绞痛。

(13) 胰胆：在耳甲艇的后上部，即耳甲 11 区，可治疗胆囊炎、胆石症、口苦、胁痛、胆道蛔虫病、偏头痛、带状疱疹、中耳炎、耳鸣、听力减退、急性胰腺炎等。

(14) 肝：在耳甲艇的后下部，即耳甲 12 区，可治疗胁痛、眩晕、经前紧张征、月经不调、更年期综合征、高血压、假性近视、单纯性青光眼等。

(15) 艇中：在小肠区与肾区之间，即耳甲 6 区与耳甲 10 区的交界处，可治疗腹痛、腹胀、腮腺炎等。

(16) 脾：在 BD 线下方，耳甲腔的后上部，即耳甲 13 区，可治疗腹胀、腹泻、便秘、食欲不振、功能失调性子宫出血、白带过多、眩晕、水肿、痿症等。

(17) 心：在耳甲腔正中凹陷处，即耳甲 15 区，可治疗心跳过速、心律不齐、心绞痛、无脉病、有汗盗汗、神经衰弱、癔症、口舌生疮、失眠、健忘等。

(18) 气管：在心区与外耳门之间，即耳甲 16 区，可治疗咳喘、急慢性咽炎。

(19) 肺：在心、气管区周围，即耳甲 14 区，主治咳喘、胸闷、声音嘶哑、痤疮、皮肤瘙痒、荨麻疹、扁平疣、便秘、戒断综合征、鼻炎等。

(20) 三焦：在外耳门后下方，肺与内分泌区之间，即耳甲 17 区，可治疗便秘、腹胀、水肿、耳鸣、耳聋、糖尿病等。

(21) 内分泌：在屏间切迹内，耳甲腔的前下部，即耳甲 18 区，可治疗痛经、月经不调、更年期综合征、痤疮、间日疟、糖尿病等。

8. 耳垂穴位

(1) 牙：在耳垂正面前上部，即耳垂 1 区，可治疗牙痛、牙周炎、低血压等。

(2) 舌：在耳垂正面中上部，即耳垂 2 区，可治疗舌炎、口腔炎等。

(3) 颌：在耳垂正面后上部，即耳垂 3 区，可治疗牙痛、颞颌关节紊乱症等。

(4) 垂前：在耳垂正面前中部，即耳垂 4 区，可治疗神经衰弱、牙痛等。

(5) 眼：在耳垂正面中央部，即耳垂 5 区，可治疗假性近视、目赤肿痛。

(6) 内耳：在耳垂正面后中部，即耳垂 6 区，可治疗内耳眩晕症、耳鸣、听力减退等。

(7) 面颊：在耳垂正面，眼区与内耳区之间，即耳垂 5 区与耳垂 6 区的交界处，可治疗周围性面瘫、三叉神经痛、痤疮、扁平疣、面部皮肤病等，是美容要穴。

(8) 扁桃体：在耳垂正面下部，即耳垂 7 区、耳垂 8 区、耳垂 9 区，可治疗扁桃体炎、咽炎、小儿腺样体肥大等。

9. 耳背穴位

(1) 耳背心：在耳背上部，即耳背 1 区，可治疗心悸、失眠、多梦等。

(2) 耳背肺：在耳背中内部，即耳背 2 区，可治疗咳喘、皮肤瘙痒等。

(3) 耳背脾：在耳背中央部，即耳背 3 区，可治疗胃痛、消化不良、食欲不振、腹胀、腹泻。

(4) 耳背肝：在耳背中外部，即耳背 4 区，可治疗胆囊炎，胆石症，肋痛、近视等。

(5) 耳背肾：在耳背下部，即耳背 5 区，可治疗头痛、头晕、神经衰弱。

(6) 耳背沟：在对耳轮沟和对耳轮上脚、下脚沟处，原称"降压沟"，可治疗高血压、皮肤瘙痒等。

10. 耳根穴位

(1) 上耳根：在耳根最上处，可治疗鼻黏膜出血、哮喘等。

(2) 耳迷根：也叫中耳根：在耳轮脚沟的耳根处，可治疗胆囊炎、胆石症、胆道蛔虫病、鼻塞、心动过速、腹痛、腹泻等。

(3) 下耳根：在耳根最下处，可治疗低血压、下肢瘫痪等。

四、经验耳穴与可治疗病症

1. 升压点：在屏间切迹下方中点，可治疗低血压、头晕、神经衰弱等。
2. 降压点：在三角窝内的外上角，可治疗高血压等。
3. 兴奋点：在睾丸穴与丘脑穴之间，可治疗嗜睡、遗尿、肥胖症、阳痿、希恩综合征、甲状腺功能减退、闭经等。
4. 糖尿病点：在胰胆穴与十二指肠穴之间，可治疗糖尿病。
5. 便秘点：在与坐骨神经、交感穴呈等边三角形的对耳轮下脚的上缘处，用于治疗便秘、结肠炎等。
6. 平喘点：对屏尖外下方 0.2 厘米处，可治疗哮喘，胸闷，支气管炎、过敏性瘙痒等。
7. 饥点：在外鼻与肾上腺连线的中点，可治疗肥胖症、神经性贪食、易饥饿、甲状腺功能亢进等。
8. 渴点：在外鼻与屏尖连线的中点，可治疗口干、口渴、神经性多饮、尿崩症、糖尿病等。
9. 降率穴：在渴点与外耳连线的中点，可治疗心动过速、房颤等。
10. 热穴：在尾椎与腹穴连线的中点，可治疗血栓闭塞性脉管炎、血栓性静脉炎、雷诺病、糖尿病引起的下肢血液循环障碍和肢体怕冷、无脉症，急性腰扭伤、功能性低热等。
11. 乳腺：在胸椎与胁肋连线的中点，可治疗乳腺炎、乳腺增生、少乳、乳腺肿瘤等。
12. 身心穴：在耳垂 7 区的中点，可治疗抑郁、焦虑、神经衰弱、容易紧张等。
13. 快活穴：在与身心穴相对应的耳背部，主治神经衰弱、抑郁、焦虑等。

14. 神经衰弱点：在耳垂 4 区的中点，可治疗失眠、睡眠浅、易醒、早醒、睡眠时间短等。

15. 睡眠深沉穴：在与神经衰弱点相对应的耳背部，主治睡眠轻浅、睡眠时间短、早醒、易醒等。

16. 聪明穴：在与额相对应的耳背部，是健脑要穴，可治疗失眠、健忘、头晕、头昏、头重、前头痛、记忆力减退、儿童智力障碍、阿尔茨海默病等。

17. 神经官能点：在耳轮脚切迹，主治各种神经官能症。

18. 膈，即耳轮脚棘：在外耳道口直上的耳轮脚起始部凸起处中央，可治疗呃逆、血液病、皮肤病、咳嗽、内脏出血等。

19. 支点：在膀胱与缘中连线的中点，即耳轮脚中点下缘处，可治疗咳血、白细胞减少、紫癜、偏头痛、内脏痉挛性疼痛、躯体疼痛、呃逆、嗳气、皮肤瘙痒、遗尿、尿频、水肿、糖尿病等。

20. 止血点：在交感外上方偏耳轮处，主治鼻衄等各种出血。

21. 枕小神经点：在耳轮结节起始部内侧缘，可治疗神经官能症、头面及半身麻木、偏头痛、耳郭痛、颈椎病、四肢末端麻木、脑血管痉挛、动脉硬化等。

22. 风湿线：指穴与锁骨穴的连线，可治疗风湿痛、肩周炎、全身酸痛。

23. 阑尾穴：在指穴上方，耳舟顶端，可治疗急慢性阑尾炎、结肠炎。

24. 耳大神经：在颈椎至锁骨的底边，向下做等边三角形的顶点，可治疗肩颈综合征、颈椎病、落枕、肩周炎、肩背肌纤维炎、上肢麻木等。

25. 速听点：在肘穴外侧近耳轮的内侧缘，可治疗耳聋、听力减退。

26. 尾椎：在对耳轮上下脚分叉处，三角窝外侧缘，可治疗尾椎及尾骨相应部位疾患。

27. 子宫：在三角窝前中 1/3 的中点，可治疗妇产科疾病、男性前列腺炎、遗精等。

28. 防近点（薛氏）：在皮质下近内分泌处，有探测阳性点存在，可治疗近视、散光等。

29. 催眠点：在口与心穴连线的中点，可治疗失眠、神经衰弱等。

30. 新眼点：在食道穴、贲门穴、肺穴 3 穴之间，可治疗近视、屈光不正等。

31. 心脏点：在渴点与外耳连线的中点，可治疗心动过速、房颤、心律不齐等。

32. 耳颞神经点：在耳屏内侧，咽喉与内鼻向内，与之形成等边三角形，主治神经衰弱、头晕、咽喉部疾病、耳郭痛、耳前痛、三叉神经痛、偏头痛等。

33. 遗尿点：在缘中内侧 0.2 厘米处，可治疗遗尿、尿频等。

34. 晕区：在缘中与枕穴连线的中点，此点与脑干穴、缘中穴两穴之间的区域，主治头昏、眩晕、神经性头痛等。

35. 神经衰弱区：在枕穴、顶穴、颈椎穴 3 穴之间的区域，可治疗失眠、迟睡、神经衰弱等。

36. 顶点即头顶：在枕穴前下方 0.25 厘米处，可治疗头顶痛、偏头疼、全头痛、眩晕等。

37. 丘脑：在对屏尖直下与对耳屏耳甲缘近肺处，可治疗自主神经功能紊乱、月经病、神经衰弱、肥胖症、嗜睡、水肿、内分泌紊乱。

38. 睾丸：在对屏尖与丘脑连线中 1/3 处，可治睾丸炎、附睾炎、前列腺炎、性功能低下、不孕症等。

39. 卵巢：在对屏尖与屏间切迹连线的前 3/4 之内侧缘，可治疗附件炎、更年期综合征、月经不调、闭经、功能失调性子宫出血、性冷淡、不孕症。

40. 癫痫点：在卵巢1与睾丸1连线的中后1/3处，可治疗癫痫、癔病等。

41. 心血管系统皮质下：在卵巢与睾丸连线的前中1/3处，可治疗高血压、冠心病、心律失常、大动脉炎、血栓闭塞性脉管炎等。

42. 神经系统皮质下：在卵巢与丘脑连线的中点，可治疗大脑功能失调、疼痛、神经官能症、情绪不稳定、紧张、焦虑、忧郁等。

43. 消化系统皮质下：在心皮和神皮连线做底边向外做等边三角形之顶端，可治疗消化系统功能紊乱、消化不良、恶心、呕吐、腹泻、便秘、积滞、胃炎、十二指肠炎、肝胆、胰腺疾病等。

44. 垂体：在脑干与丘脑连线的中点，可治疗指端肥大症、尿崩症、产后宫缩无力、性功能障碍等。

45. 脑点：在缘中与垂体连线中下1/3处，可治疗脑动脉硬化、供血不足、脑血栓后遗症、小脑共济失调、癫痫、帕金森病、小儿多动症、生殖泌尿系统疾病、功能失调性子宫出血、尿崩症等。

46. 拔牙麻醉点：在耳垂一区外上角，可治疗牙痛，或用于拔牙麻醉。

47. 多梦点：在神经衰弱区相对应的耳背处，可治疗失眠、多梦、癔症等。

五、常用重要耳穴之"五脏"耳穴的中医辨证、作用与可治疗病症

耳穴"五脏"穴定位如图14所示。

（一）肾

中医学认为"肾为先天之本""肾藏精""肾藏志""肾气通于耳""肾主骨生髓"。我国古代的"壮腰八段功"就是一种传精、养气的方法，中国有"腰为肾之府"之说。从经络学说，两肾从属于督脉命门穴。命门含有生命之门的意思。在《类经附翼》说："命门总主乎两肾，两肾皆属于命门。故命门都为水火之府，为阴阳之宅，为精气之海，为生死之窦。"中医诊病常用"肾虚"解释许多疾病所致的常见症状。因此养肾补肾相当重要，可强骨实髓、聪耳补脑、畅气活血；并可治疗各种慢性病，尤其是老年性疾病，更强调补肾的重要性，故有"修其城廓以补其肾气……"之说。现代医学概念认为肾脏是脊椎动物的一种器官，属于泌尿系统的一部分。它负责过滤血液中的杂质、维持体液和电解质的平衡，最后产生尿液经由排泄器官排出体外；同时也具备内分泌的功能以调节血压。在人体中，正常成人具备两枚肾脏，位于腰部两侧后方。

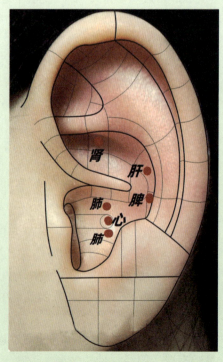

图14 耳穴"五脏"穴定位示意图

1. **中医学对肾的辨证理论概念**

(1) 肾藏精，其华在发：肾能藏五脏六腑的精气，当需要的时候，随时供给。肾又是先天生命的根本，所以人得肾气才能生长发育，齿更发长；到了成年时期，肾气强盛、精气充满的时候，更易有子；而肾气衰的时候，就要发堕齿槁。

(2) 肾主骨生髓，通于脑，作强之官，而出枝巧：骨和髓的充实与否，由肾气的盛衰决定。因为肾生骨髓，而诸髓皆属于脑；脑是诸髓的会合，而又下通于肾；所以人体的强弱和智愚，都与肾有关系。

(3) 开窍于耳和前后二阴：因为肾气通于耳，所以肾气盛则耳能辨别五音。而肾又是藏精和蒸化水分并从膀胱排泄的脏器；命门的真火盛衰，又与大便的排泄有关，所以肾又开窍于前后二阴。

(4) 在志为惧，藏志：由于肾为藏精之所，与脑髓相通，开窍于耳，所以肾虚精少，就有头昏、脑转、耳鸣、健忘、失精的症状，治疗也就要补肾填精。肾又为水脏，有司开和排泄的作用，因此肾病可致水肿病变，治疗当温肾分利。

五脏既相互滋生，又相互制约，以维持正常的平衡状态。古代医家为了证明这个道理，就运用了五行学说，把五脏分属于五行，采取相生相克的理论来阐述。如果任何一个脏器发生了太过或不及，便会相乘相侮而成病态。例如，心火刑金的吐血，应该泻肝泻火；肝木克土的泄泻，应当疏肝实脾。同是眩晕症状，有肝旺、肾衰、脾虚的不同，治疗也有泻肝、补肾、培土的区别。这些都是从五行生克来说明五脏之间的病变影响，从而应用于临床实践的。

肾穴具有补肾固精、滋阴壮阳、强筋壮骨、益髓健脑、纳气平喘、聪耳明目、生发、调理膀胱等功效，为防治疾病、美容、保健的首选要穴。

2. **肾穴可治疗的范围**

(1) 泌尿系统疾患，如肾炎、肾盂肾炎、肾功能减退、膀胱炎、前列腺炎、尿道炎、尿路结石、遗尿、尿失禁等。

(2) 生殖系统疾病，如性功能低下（阴冷、阳萎）、不育、不孕、遗精、滑泄、月经不调、崩漏、白带过多、精囊炎、精索静脉曲张等。

(3) 骨骼、腰腿病症，如骨质增生、骨软化症、骨质疏松、骨折、骨结核、腰腿痛（包括坐骨神经痛）、关节痛等。

(4) 头面五官病症，如头晕、头昏、头痛、耳鸣、耳聋、牙齿松动、牙龈出血、假性近视、夜盲症、中心性视网膜炎、虹膜睫状体炎、脱发、斑秃等。

(5) 神经和肺部病症，如失眠、心悸等神经衰弱症候群，久喘、久咳等。

(6) 胃肠道疾病，如食欲不振、慢性腹泻、大便干秘等。

(7) 各种慢性疾病，各种组织器官功能低下或亢进导致的疾病，都可以考虑肾穴配合治疗。因为中医认为肾为人体阴阳根本所在，主持着元阴与元阳，是生命的根本，久病必入肾，损及元阴及元阳，故从肾治，即考虑从根本调理。肾穴是补益要穴，也是耳穴治疗中最常用耳穴之一。

（二）心

心位于胸中，五行属火，为阳中之太阳，称为"阳脏"或"火脏"。心是人体重要的器官之一，中医讲究五脏，即心、肝、脾、肺、肾，中医学认为心脏为五脏六腑之大主，是生命中心。

1. 中医理论话"心脏"

中医对于心的主要生理功能的记载较早见于《黄帝内经》的《素问·痿论篇》中的"心主身之血脉"和《素问·灵兰秘典论篇》中的"心者，君主之官，神明出焉"。据此，后世医者将心的生理功能总结为"心主血脉"和"心主神志"。"血脉"相当于现代医学的心脏血管循环系统和血液中红色的部分。心以阳气为用，心阳有推动心脏跳动，温通全身血脉，兴奋精神的作用，以保证身体生机不息。

在生理上，人的心气强健，推动血液运行的生理功能正常；气血运行通畅，全身的生理功能正常，表现为面色红润而有光泽，脉搏节律均匀，和缓有力。清代唐宋海所著的《血证论·脏腑病机论》中说："心为火脏，烛照事物，故司神明。""神"是指人的精神、意识和思维活动，是大脑的生理功能，即大脑对外界客观事物的反映。古人之所以把心称为"五脏六腑之大主"，是与"心藏神而主神志"的功能分不开的。心感觉到的生理功能正常，则精神振作、神志清晰、思考敏捷、对外界信息的反应灵敏而正常。

2. 中医学辨证"心"的6大功能

（1）心主血脉。

中医学认为，全身的血脉都属于心，心的生理功能是否正常，可以从面部的色泽变化显现出来。心脏有规律地跳动，与心脏相通的脉管亦随之产生有规律的搏动，称之为"脉搏"。在人体的某些部位可以直接感觉到脉搏的跳动，例如，颈侧部（人迎脉）、腕部（寸口脉）等可触及。中医通过触摸这些部位脉搏的跳动，来了解全身气血的盛衰，作为临床诊断疾病的依据。心脏的跳动，还可以在左乳下方触及（相当于西医二尖瓣听诊位置），中医将此部位称之为"虚里"。触摸虚里感知心脏的跳动，有助于对心脏病的诊断。

全身的血脉同属于心，由心主司；心，其华在面，面部的色泽可以反映心血、心气的盛衰及其功能的强弱；心，在窍为舌，心的经脉上通于舌，舌主味觉和语言，均有赖于心主血脉和藏神的功能；心，在志为喜，喜是心之精气对外界刺激的应答而产生的良性情绪反应；心，在液为汗，心精、心血为汗液化生之源，心主司汗液的生成与排泄。心与自然界夏气相适应，夏季是一年中最热的季节，属阳中之阳，心为火脏，阳气最盛，同气相求，故与夏季相适应。

（2）心藏神，主神志。

中医学认为，神是指人体生命活动的外在表现，是对人体生命活动的高度概括。可以通过人的眼神、表情、语言、动作等反映出的状态，又称为"神气"，是中医望诊的重要内容。狭义的神是指人的精神、意识和思维活动。心主神志，主神明，是指狭义的神。《黄帝内经》的《素问·灵兰秘典论篇第八篇》称："心者，君主之官也，神明出焉。"心主调神。在《黄帝内经》的《素问·移精度气论》中记载："得神者昌，失神者亡。""形与神"俱是生命的征象，心是人体生命活动的主宰，"心为君主之官"。在《灵枢·邪客》中有记载："心者五脏六腑之主也""精神之所舍也"。在《素问·宣明五气论》中亦有记载："心藏神"。所以，目之所以能视，耳之所以能听，口之所以能言，肢体之所以能动，凡一切思维意识及形体活动，无不是神在人体发挥作用所表现的形式。所以防衰取心。心脏功能正常，神明通达，各脏腑功能各司其职，身体健康。心穴具有宁心安神，通脉止痛、清热退火之功效。所谓"心明眼亮"。

心主神志的生理功能正常，则精神振作、神志清晰、思维敏捷，对外界信息的反应灵敏而正常。反之，则可出现精神意识或思维活动的异常，从而出现失眠、多梦，神志不宁，甚则谵狂；或出现反应迟钝、健忘、精神萎靡，甚至昏迷、不省人事等临床表现。

（3）心在志为喜。

藏象学说认为，人的情绪变化由五脏精气所化生，把喜、怒、思、忧、恐等5种情志活动称为五志，分属于五脏。故在《素问·天元纪大论》说："人有五脏化五气，以生喜、怒、思、忧、恐。"《素问·阴阳应象大论》亦说："在脏为心……在志为喜"即是说五志之中，喜为心志。喜乐愉悦，一般来说对心属于良性的刺激，有益于心主血脉等生理功能。所以《素问·举痛论》说："喜则气和志达，营卫通利"。但是，喜乐过度，则又可使心神受伤，神志涣散而不能集中或内收。故《灵枢·本神》又说："喜乐者，神惮散而不藏。"

应当指出，由于心为神明之主，故不仅喜能伤心，五志过极均能损伤心神，导致神志病变。所以，《灵枢·邪气脏腑病形》又说："愁忧恐惧则伤心"；《素问·本病论》也说："忧愁思虑则伤心"。

（4）心在液为汗。

汗和心脏有何关系呢？汗是津液通过阳气的蒸腾气化，由玄府（汗孔）排出的液体。因心主血液，所以中医又有血汗同源之说，即汗是血液中分离出来的。而心主血，故有"汗为心之液"之说。

（5）心开窍于舌。

舌为心的外候。舌的主要功能是主味觉和表达语言，其功能正常，要依靠心主血脉和神志的生理功能。心的功能正常时舌质红润、运动自如、味觉正常、语言流利。而心火上炎，则舌尖红赤而痛；心的阴血不足，则舌质红绛瘦瘪；神志异常，则舌强不灵活，舌卷、失语、语塞。心有病变，均可以从舌上反映出来。

（6）养生先养心。

中医强调养生必先养心，养心是保持脏腑功能健康运行的基础。如何"养心"呢？养"神明之心"宜调神，恬淡虚无、心胸豁达，常喜、去杂念。其次，养"血肉之心"，宜益气补血，清心开窍。心为阳脏，治宜养心安神、益气补血、清心开窍等。

3. 心穴可治疗范围

（1）心血管系统疾患，如冠心病、心肌炎、心律不齐、心动过速或过缓、心绞痛、高血压、脑血管意外后遗症、低血压等。

（2）神经、精神系统疾患，如失眠、多梦、脑力下降等神经衰弱症候群、精神分裂症、癫痫、昏厥（晕眩）等。

（3）舌咽、口腔、眼部疾患，如急性或慢性咽炎、扁桃体炎、舌炎、口腔炎、声音嘶哑、暴盲、言语不利、急性结膜炎等。

（4）汗液排泄失常，如盗汗、自汗、多汗、无汗等。

（5）"热症"，中医认为，心属五行中的火，故凡属于中医的"热症"都可考虑用心穴治疗。

（三）脾

现代医学认为脾具有的 4 大功能是储血功能、滤血功能、造血功能、免疫功能。脾是重要的淋巴器官，对人体健康发挥着重要的作用。

1. 储血功能

脾可以储存约 40 毫升血液。当人体处于运动状态，出现失血或缺氧等情况时，脾所储存的血液会排放入血循环中，从而补充血容量。

2. 滤血功能

正常的脾内含有大量的巨噬细胞和淋巴细胞，能过滤掉血液中的异物、细菌、抗原以及衰老死亡的细胞，尤其是白细胞、红细胞和血小板。

3. 造血功能

人处于胚胎时期，脾会参与造血，之后脾的造血功能会弱化，但是脾内仍含有少量的造血干细胞，当人体发生严重缺血的情况时，脾还能恢复造血功能，产生红细胞、血小板等。

4. 免疫功能

脾具有产生淋巴细胞的功能，还能产生对免疫反应有调节作用的免疫球蛋白、补体血清蛋白质等免疫物质，因此脾有着重要的免疫功能。

5. "脾"的辨证性概念

中医所说的脾相当于西医的消化系统，脾主运化、脾气主升、脾主统血等，脾为后天之本。脾可运化水谷精微，把精华输送到全身各处。脾在消化吸收功能上起着重要作用，因此，摄生防衰离不了脾穴，脾穴以强化后天之本。

脾穴具有帮助消化食物、健脾化湿、化生气血、营养肌肉、维持血液正常循环等功能，具体功能如下。

（1）脾主运化。

中医所说的脾与西医中的脾脏不同，中医认为脾主运化，可将摄取的食物转化为人体所需营养物质，吸收、输送到身体各个脏器、组织，维持人体正常的生命活动。

（2）脾气主升。

脾气有向上升散的特点，水谷精微等营养物质被吸收后，被输送到心和肺，再通过心和肺化生气血营养全身。脾主升提，可使身体各个脏器位于正常位置，不下陷，降低脱肛、子宫脱垂等疾病发病率。

（3）脾主统血。

脾能统摄全身的血液。当脾统摄血液功能正常时，可使全身气血充盈。当脾不统血时，常有便血、皮下出血、鼻出血、月经量增多、崩漏等出血状况。

6. 脾和胃的关系

脾的主要生理功能是运输和消化食物，胃的生理功能是接受、储存食物、分泌消化液对食物进行分解后将食物运输到肠。中医认为脾和胃相表里，共同居于人体中焦，两个脏器之间相辅相成，既能相互联系也能相互影响。相互联系是指共同完成食物在人体内的消化吸收、运输的过程，相互影响是指其中一个发生病理改变时，另一个也会受影响出现不适。

7. 脾穴可治疗范围

（1）消化道疾病，如口腔溃疡、唇烂、食欲不振、腹胀、肠炎、腹泻、便秘等。

（2）四肢、肌肉的病症，如四肢无力、关节肿痛、肌肉萎缩、肌无力等。

(3) 内脏下垂，如胃下垂、肝下垂、肾下垂、子宫下垂、脱肛等。

(4) 与血液有关的病症，如崩漏、月经不调、贫血、牙龈出血、皮下出血、便血等。

(5) 气血虚衰病症，中医认为脾是气血化生之本，故凡气血亏虚类病症，如面色无华、不耐烦劳、消瘦虚胖、头晕、水肿、白带过多等，都可通过脾穴治疗。

（四）肺

肺居胸中，位于胸腔，左右各一，覆盖于心之上。肺有分叶，左二右三，共五叶。其主要生理功能是主气，司呼吸，为体内外气体交换的通道；助心行血而贯通血脉，通调水道，参与水液代谢，输精于皮毛，主一身之表。

肺上通喉咙，肺经肺系（指气管、支气管等）与喉、鼻、口相连，故称喉为"肺之门户"，鼻为"肺之外窍"，"肺开窍于鼻"。

1. 肺的生理功能

(1) 主气、主呼吸之气。

生理：肺气宣发，呼出浊气；肺气肃降，吸入清气。

病理：肺气不宣，胸闷咳嗽；肺气不降，喘咳气逆。

(2) 主一身之气。

肺主气，气有呼吸之气和人体之"真气"。"肺者生气之源，乃五脏之华盖。"生命的维持依赖于水谷精气的给养，如果没有肺来呼吸，则不能使精气发挥维持生命的作用。在《灵枢·刺节真邪篇》中记载："真气者受于天，与谷气并而充身也。"清代江涵暾所著的《笔花医镜》中提出："肺气之衰旺，关系寿命之长短。"因此防衰取肺。以调真气，以充养全身。肺穴具有宣肺、通血脉、止咳平喘、疏风解毒、通鼻利咽、通调二便等功效。

(3) 宗气的生成。

生理：肺吸入自然之清气和脾转运水谷之精气，二者结合生成宗气。

病理：呼吸失常；宗气生成不足，形成气虚。

(4) 气机的调节。

生理：肺有节奏的呼吸，调节全身气的升降出入。

病理：肺呼吸运动失常，全身之气升降出入失常。

(5) 主行水。

生理：肺之宣发与肃降可推动或调节水液的输布和排泄；宣发指将水液向上向外布散；肃降指将水液向内向下输送。

病理：肺失宣降导致水液输布和排泄失常；肺失宣发则无汗、水肿；肺失肃降则咳逆、小便不利、水肿。

(6) 肺朝百脉。

生理：全身血液经百脉会聚于肺，进行清浊之气的交换后，又经百脉输送到全身。

病理：肺病不能助心行血；心血运行不畅影响及肺。

(7) 肺主治节。

治理调节呼吸运动，调节全身气机，治理调节血液运行，治理调节津液代谢。

2. 肺的生理特性

（1）肺为华盖。

生理：肺位最高，覆盖五脏六腑之上。

病理：外邪侵袭，首选犯肺。

（2）肺为娇脏。

生理：肺脏清虚而娇嫩，不耐邪气入侵。

病理：外感之邪首先犯肺，脏腑病变最易及肺。

（3）肺主宣发与肃降。

宣发：指向上升宣，向外布散。呼出体内浊气；将津液与水谷精微上输头面，外达皮毛；宣发卫气于皮毛、肌腠，以司汗孔开合。

肃降：向内向下清肃通降。吸入自然之清气，并将宗气向下布散；将津液与水谷精微向下向内布散于脏腑；将浊液下输于肾和膀胱。

（4）肺与形、窍、志、液、时的联系。

肺在体合皮，其华在毛，在窍为鼻，在志为忧（悲），在液为涕，与秋气相通应。

古人说"肺不伤不咳"，所以咳嗽是肺部疾病很常见的症状。

中医所说的肺脏虽与西医的肺名称相同，但在生理、病理的含义上不完全相同。西医的肺是一个单纯的解剖学概念，而中医所说的肺更重要的是一个生理学和病理学方面的概念，它既具有西医的肺的作用，又有部分肾脏的作用。

3. 中医对于肺的理解

肺为华盖，即肺为五脏之天。肺在人体胸腔的最上部，它像一把伞一样照在人体的皮肤上，与外界形成了一个隔层。

4. 肺穴主治范围

（1）呼吸系统病变，如感冒、咳嗽、胸闷、哮喘等。

（2）鼻咽疾患，如鼻炎、鼻衄、声哑、咽炎、扁桃腺炎等。

（3）皮肤病变，如皮肤瘙痒，荨麻疹、扁平疣、痤疮，还有脱发等，是美容要穴。

（4）二便排泄失常，如小便不利、水肿；大便秘结、泄泻以及痔疮等。

（5）"气虚"病症，中医认为肺主气，故凡属中医所指的"气虚不足"症，如气虚乏力、经常容易感冒、感冒的病程长，久治不愈者，都可用本穴治疗。

（6）针对戒烟、戒毒本穴有独特的疗效。

（五）肝

肝穴具有疏肝理气、活血祛瘀、祛风解毒功效。在《素问·金匮真言论篇》中说："东方青色、入通入肝、开窍于目、藏精于肝""肝气通于目"，故肝穴是治疗近视的主要穴位，具有止痛和胃、清肝明目、熄风、养肝益血、舒筋活络等功效。

1. 中医对肝的认识

肝是人体重要的五脏之一，人体多个脏器的疾病都和肝有关，如心脑血管疾病、消化系统疾病、情志病、月经病。中医理论认为肝主疏泄和升发，疏泄就是疏泄气机，疏泄消化，疏泄情智，疏泄气血；升发是指人体发生发育和再生修复的生命机制。肝主升发是指肝脏对人体的发生发育和再生修复具有很重要的作用,特别是在疾病发生发展及康复之中,再生修复的机制是很重要的。

2. **肝的主要生理功能**

(1) 肝主疏泄:疏,即疏通;泄,即发泄、升发。肝主疏泄,主要是指肝脏对全身阴阳气血的重要调节作用。肝主疏泄泛指肝脏疏通、宣泄、条达升发的生理功能。

(2) 调畅气机:气机,即气的升降出入运动。存在于人体的气处于不断的运动变化之中,其基本的形式为升、降、出、入。气的这种运动,维持着各脏腑组织器官的正常功能活动,促进体内新陈代谢的正常进行。而肝的疏泄功能,对气的升降出入运动具有十分重要的疏通调节作用。肝的疏泄功能正常,则人体气机调畅,气血和调,经脉通利,各脏腑组织器官的功能正常、协调。如果某种原因导致肝主疏泄的生理功能失常,则会出现这两方面的病理变化。

(3) 通利气血水:人体血液的运行和津液的输布代谢,亦有赖于气的升降与出入运动。气行则血行,气滞则血瘀;气行则水行,气滞则水停。肝主疏泄,能调畅气机,故与血及津液的运行和代谢密切相关。肝主疏泄的生理功能正常,气机调畅,则血与津液运行通利;如果肝气疏泄的生理功能失常,气机阻滞,则可导致血液及津液方面的多种病理变化。

(4) 促进脾胃的运化:饮食物的消化吸收,主要依赖于脾胃的运化功能,但脾胃之间的纳运升降运化是否协调平衡,则又要依赖于肝的疏泄功能是否正常。一般来说,肝对脾胃运化功能的影响是促进脾胃的升降及分泌胆汁,以助消化。

(5) 调畅情志:情志活动,是人的精神、意识和思维活动的组成部分,它本为心所主持,但亦与肝的疏泄功能密切相关。这是因为人的情志活动,要以气血为物质基础,而气血的正常运行,亦受到肝气疏泄功能的调节。如果肝气疏泄失常,气机不调,气血不和,则可引起情志的异常变化。主要表现在肝气亢奋或肝气抑郁两种情形。这是肝的疏泄功能对情志的影响。另外,在反复且持久的情志异常情况下,亦会影响肝的疏泄功能,导致肝气郁结,或升泄太过等病理变化。

(6) 女性的排卵和月经来潮,男性的排精等亦与肝气的疏泄功能密切相关。

3. **肝的在志、在液、在体和在窍**

(1) 肝在志为怒;

(2) 肝在液为泪;

(3) 肝在体合筋,其华在爪;

(4) 肝在窍为目。

肝在志为怒,怒是人们受到外界刺激时的一种强烈的情绪反应,是一种不良的情志刺激。肝与怒的关系最为密切,故称"肝在志为怒"。一方面,大怒可以伤肝,导致疏泄失常,肝气亢奋,血随气涌;可见面红目赤,心烦易怒,甚则可见吐血、衄血、猝然昏倒、不省人事。另一方面,如肝失疏泄,也可致情志失常,表现为情绪不稳,心烦易怒。如在《素问·举痛论》中说:"怒则气逆,甚则呕血、飧泄,故气上矣。"在《素问·脏气法时论》中也有记载:"肝病者……令人善怒。"

4. **肝藏血**

唐代王冰在其注释的《黄帝内经·素问》中说:"肝藏血,心行之,人动则血运于诸经,人静则血归于肝脏。"从生理学的角度来看,人体即使在安静休息时,血液总量的绝大部分依然在心血管内迅速地循环流动着,这部分血量称为循环血量。而在活动时更促进了血液循环,以适应生理功能的需要,因此有"肝受血而能视,足受血而能步,掌受血而能握,指受血而能摄"的记载。还有一部分含血细胞较多的血液滞留在肝、肺、皮下和脾等处的血窦、毛细血管网和静脉内,流动较慢,这部分血量称为储备血量。因此肝脏也起了部分储血库的作用。

5. 肝的生理特性

(1) 肝为刚脏,其气易亢易逆:刚,这里指刚强、躁急之意。古人把肝喻为"将军之官,谋虑出焉"。肝又为风木之脏,体阴而用阳,其气主升、主动。所谓"体阴",一是指肝为五脏之一,与肾同位于人体下焦,故属阴,二是肝为藏阴血之脏。所谓"用阳",是说肝为风木之脏,外应春生之气,其气主升、主动。因为在生理上肝主升、主动,所以在病理上,肝气易逆,肝阳易亢。肝病在临床上常可见到眩晕,头胀头痛,甚或抽搐的肝气亢逆之象。因为肝气容易亢逆,故前人有"肝无虚症"之说,虽有些失之偏颇,却也反映了肝的生理、病理特性。

(2) 肝性喜条达而恶抑郁:肝属木,应自然界春生之气,宜保持柔和、舒畅、升发、条达。既不抑郁也不亢奋的冲和之象,才能维持正常的疏泄功能,所以暴怒及思虑不解等情志刺激,最易影响肝的疏泄功能。暴怒可致肝气亢奋,出现面红目赤,头胀头痛,心烦易怒等症;思虑过度可导致肝气郁结,出现郁郁寡欢,多疑善虑,或悲伤欲哭等。

肝与春气相应:人与天地相参,五脏与自然界四时阴阳相通应,则肝应春气。春季万物复苏、欣欣向荣,有利于肝气的升发、调畅。但是如果自然界春季风气太盛,则可对肝产生不利影响。

6. "肝胆相表里"

肝胆相表里是一种中医脏腑理论。中医认为肝位于腹腔,横膈之下,右胁之内,肝胆不仅解剖部位邻近,肝经与胆经相互络属,而且两者在生理和病理上存在着密切的联系,成语"肝胆相照"缘出于此。

7. 肝穴主治范围

(1) 肝胆疾病,如急慢性肝炎、肝炎后综合征、胆囊炎、胆石症等。

(2) 筋腱、肌肉、血管神经疾患,如筋肌扭伤,肌无力、肌萎缩,腰、腿、胸、肋、背、肩及各大小关节痛等。多种神经痛、高血压、高血压危象、偏瘫、舌麻、肢体麻木、手足痉挛、抽搐、脉管炎、无脉症等。

(3) 头、目(肝穴是眼保健要穴)、耳、阴器病症,如头痛、眩晕、口眼歪斜、面肌痉挛、近视眼、单纯性青光眼、结膜炎、麦粒肿、耳鸣、中耳炎、夜盲症、睾丸炎、精索静脉曲张症、疝气、外阴瘙痒、湿疹、黄褐斑等。

(4) 与血液有关的病症,如月经不调、崩漏、缺铁性贫血、皮下出血等。

(5) 腹部病症,如胃痛、腹泻、腹痛、腹胀、便秘等。

(6) 与精神和内分泌有关的病症,如更年期综合征、抑郁症、神经衰弱、烦躁易怒、精神分裂症、癫痫、肥胖症等。

六、常用重要耳穴之"六腑"耳穴功能作用

六腑是水谷出入转输、受清泌浊的通路，属阳属表，它配合五脏而活动。

耳穴"六腑"穴定位如图15所示。

1. 胆

胆为奇恒之腑，具有储存、排泄胆汁的功能，有助于肝主疏泄功能的控制和调节。胆还主决断，胆是一个与精神活动有关的腑，具有帮助人体判断事物、做决断的作用；胆为"中正之官"，胆气的盛衰可以决定思想意识的果敢与否。外在因素的刺激，仍然可以因内在器官的活动而取得适应和改变，以避免受到不良的影响，胆主要承担着这一任务。

胆藏清净之液，而其他各腑中之液皆浊；因此它是"中精之腑"，并与脑、髓、骨、脉、女子胞等同属"奇恒之腑"。

2. 胃

胃具有主收纳、腐熟水谷，主通降，以降为和的功能。胃为水谷之海，仓廪之官，为后天给养来源。胃既能容纳水谷，又有运化吸收水谷精气的作用，

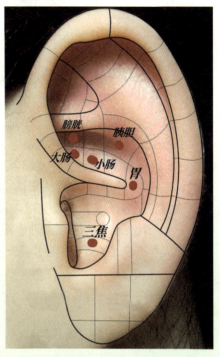

图15 耳穴"六腑"穴定位示意图

以供给需要，所以说五脏六腑，皆禀气于胃，是后天的根本。胃是指能够初步消化食物变为食糜，与脾主运化配合才能将水谷化作精微，疏散全身。而胃主通降，以降为和，指胃以通畅下降为顺，饮食入胃后进一步消化吸收的过程。

3. 小肠

小肠主受盛化物而分别清浊，为受盛之官。它吸收营养、水谷精微，能化物而使精华归于五脏，使糟粕从六腑排泄；并使糟粕中的水分归于膀胱，渣滓归于大肠。因此小肠如有病变，可以影响营养吸收造成营养缺乏，还可能影响大便和小便的排泄。小肠主化物，即接受消化的食糜，并进一步消化为水谷精微和糟粕，是化物的作用。小肠也主泌别清浊，指小肠可将食糜分为清浊两部分的功能。清者，即水谷精微和津液，由小肠吸收经脾气的转输作用输布全身；浊者，即食物残渣和部分水液，经胃和小肠之气的作用传送到大肠。

4. 大肠

大肠主要作用为传泻糟粕，是水谷废物排泄的通路。从胃的受纳、腐蚀及脾的运化，经过小肠的分别清浊后的食物糟粕，吸收水液后形成粪便，由大肠转化至肛门排出体外，构成一个水谷运化、吸收、排泄的过程。

5. 膀胱

膀胱主储存和排泄尿液的功能，即储存尿液至一定程度时，通过肾的气化作用，使膀胱开合有度，尿液自主排出体外，如气化失常，就会造成癃闭或遗溺。

6. 三焦

三焦作为六腑之一，是中医藏象学说中一个特有的名词，主要分布于胸腔和腹腔，人体的其他脏腑均在其中。三焦是上焦，中焦和下焦的合称，即将躯干划分为三个部分。纵观三焦，膈以上为上焦，包括心与肺，横膈以下到脐为中焦，包括脾、胃，脐以下至二阴为下焦，包括肝、肾，大肠、小肠、膀胱、女子胞等。其中肝按其部位来说，应划归中焦，但因它与肾关系密切，故将肝和肾统一划归为下焦，三焦的功能实际上是五脏六腑的全部功能。

三焦主要可运行水液，通行元气。三焦运行水液指全身水液的输布与排泄，由多个脏腑共同完成，但需要以三焦为通道进行。通行元气，是指三焦为体内元气运行的通路，只有以三焦为通道，元气才可运行全身，发挥作用。总的来说，三焦有以下两种功能。

（1）流通气血：水谷的精微一定要经过三焦的传输，而后才能送达脏腑、百骸，使得气血津液周流不息，各走其道，以温分肉、肥腠理。

（2）沟通水道：三焦流通水液，并将多余的水分下输至膀胱，犹如行水的沟渠。所以说它是"决渎之官"，也是水道外出的道路。假如三焦不通，即有肿胀、小便不利的病变。

七、"五脏"与"六腑"的相互关系

人体繁复，五脏六腑各具功能，唯有气血通达、脏腑调畅、相互协同运作，才可维持人的正常生理活动。倘若其中某一环节出现纰漏，则可能引起人体出现不适症状，因此应仔细关注自身情况，注意保持良好的生活习惯。

五脏六腑相互配合，互为表里，不论在生理上还是在病理上都是不可分割的。所以谈到五脏，也就联系到六腑兹分述如下。

1. 肝与胆

胆附于肝，相为表里，肝胆互济。所以肝胆实热的患者，有寒热、胁痛、胸满、口苦、呕吐等症状。而平肝足以泻胆，泻胆也可以平肝。

2. 胃与脾

胃主腐熟，脾主运化，脾为胃行其津液，二者分工合作。所以任何一方有病，都会相互影响，治疗上也应二者兼顾。

3. 心与小肠

心和小肠的经络互通于心，心火盛，舌尖碎痛，小便也会出现赤涩。所以采用清心利小便的疗法，可以使心和小肠的热从小便外出。

4. 肺与大肠

大肠的传导依赖于肺的肃降。一方面，肺主一身之气而司宣发肃降，肺气不降，则腑气不降；肺气下降，则大肠传导有力；另一方面，肺主行水，通调津液到大肠，使大肠润而不燥，以助传导糟粕。若肺气虚弱或肺气不降，可导致大肠无力传导，而引起排便困难；或因痰热阻肺，不能输布津液于大肠，导致肠糟、腑气不畅，发为便秘。

5. 肾与膀胱

肾和膀胱互为表里。小便既要靠肾的运化，又要藏于膀胱，从而得以正常地排泄。所以如果小便不通就应当温化肾和膀胱之气。

6. 心包络与三焦

心包络是心的外卫，三焦为脏腑外卫，二者脉络原自相通。在经络方面，手厥阴经心包经从胸中开始，浅出属于心包，通过膈肌，经历胸部、上腹和下腹，络于三焦。手少阳经是络心包，属三焦，是相互交通的。所以心包络和三焦的关系也很密切。

7. 奇恒之腑

奇恒之腑系指脑、髓、骨、脉、胆和女子胞六者。肾主骨、髓，心主血脉，肝胆互为表里，均已在前面叙述过。

脑为髓海，居于巅顶，为天灵盖所包涵。《黄帝内经》云："髓海有余，则轻劲多力，目过其度；髓海不足，则脑输耳鸣、胫痠、眩晕、目无所见，懈怠安卧。"所以脑的正常与否，直接表现为一个人的精力是否充沛。如果髓海不足，脑的功能减弱，则表现为懈怠无力、眩晕、耳鸣等症。

8. 女子胞

女子胞亦称胞宫或子宫，位于小腹部大肠之前，膀胱之后。女子在发育以后，由冲、任脉的通盛而发生月经；在孕育之时，女子胞又有保护和给养胎儿的作用。在病理上，妇女经产、带下诸疾，常由于冲、任脉失调所致，而冲、任脉又起于胞中。所以女子胞在女子的生理和病理上都有着重要的作用。

上述中医脏腑理论、概念在耳穴诊断、治疗过程中具有重要的指导作用和实际应用价值，故需要学习掌握。

八、其他常用重要耳穴的功能与可治疗病症

（一）内分泌穴

多种实验证明，激素可明显加速或延缓衰老。因为内分泌系统，如性腺、脑下垂体、胸腺、甲状腺、肾上腺等分泌出的激素，与人体生长发育和正常生理功能有着密切的关系。研究证实，激素受体的数量随着年龄的增长而减少。老年人细胞形成受体的速度慢于年轻人，并且分解速度快，内分泌系统在衰老期则干脆停止发挥作用。受体的损失和减少，是衰老过程的一个重要机制，衰老与内分泌系统的失调有着密切的关系，因此，抗衰老需刺激内分泌系统，以激发其功能。

内分泌穴对甲状腺、肾上腺、脑垂体、性腺有良好的调节作用，具有调月经、抗风湿、抗感染、抗炎、利尿等功能，是抗衰老、美容的要穴。主治以下5类病症。

（1）生殖泌尿系统病症，如月经不调、闭经痛经、崩漏、附件炎、宫颈炎、性功能低下、不孕不育症、肾炎、膀胱炎、水肿等。

（2）分泌腺功能紊乱，如甲状腺功能亢进或减退、肾上腺功能亢进或减退、糖尿病、肥胖症、乳汁不足、消化不良、萎缩性胃炎、咽干等病症，尤其对胃酸、胆汁、乳汁、唾液腺分泌不足等有较好的促进作用。

（3）过敏性和变态反应性疾病，如风湿热、风湿性关节炎、荨麻疹等。

（4）一些血液病，如再生障碍性贫血等。

（5）一些皮肤病症，如痤疮、扁平疣、酒渣鼻、盘状红斑狼疮、黄褐斑等，内分泌

穴是美容要穴。

（二）皮质下穴

皮质下穴是健脑的重要耳穴。人大脑的老化一般从 30 岁开始。要延缓老化，一方面要经常用脑思考，这样可使头脑更加灵敏，如采用记忆、计算、读书等方法多加刺激和思考预防大脑老化，"用进废退"；另一方面，刺激皮质下穴，可增强思维、提高记忆力，通过大脑皮质，调节中枢神经及周围神经系统，保持神经系统的健康，防止早衰。

皮质下穴具有调节大脑皮质和皮质下自主神经中枢的兴奋和抑制过程的作用，具有镇静、抗炎、调整内脏功能、调节寒热和汗液分泌等，治疗病症范围比较广泛，常用于治疗以下 4 个方面的病症。

（1）与神经系统有关的病症，如失眠、嗜睡、脑力减低等神经衰弱症候群、肢端发热或发冷、多汗、多尿、遗尿、遗精、癔病、假性近视、多种原因导致的内脏、躯体或四肢的疼痛等。

（2）消化系统疾病，如胃炎、胃及十二指肠溃疡、消化不良、恶心呕吐、腹胀腹泻、便秘、胆囊炎、胆石症等。本穴对内脏平滑肌的兴奋作用明显，治疗胃下垂和肠道蠕动缓慢所致的腹胀效果好。

（3）心血管系统疾病，如高血压、低血压、休克、大动脉炎、血栓性脉管炎、静脉炎、雷诺病、红斑性肢痛症、冠心病、心律失常等。

（4）近视，笔者在皮质下区探测出具有特异性的近视敏感点，称之为"防近点"，通过"防近点"治疗近视效果显著。具体定位在皮质下近内分泌处，位置基本固定，可以探测寻找。

（三）屏间后穴（目2穴）、额穴

屏间后穴（过去称为"目 2 穴"）与额穴可以看作一个合并的"额穴"，是耳穴中的健脑要穴，有"聪明穴"之称，也是治疗近视的重点穴位区。刺激额穴可增强思维，提高记忆力，清脑明目。通过大脑调节，保持神经系统的健康，防止大脑及视力早衰。

额穴具有镇静、止痛、消炎、健脑、明目的功效。常用于治疗以下 4 个方面的病症。

（1）失眠、多梦、嗜睡、脑力衰退等神经衰弱症候群。其中额穴对睡眠失常的双向调节作用和健脑作用较为明显。

（2）美容。额穴在美容上是相应部位要穴，用于治疗额部痤疮、黄褐斑、扁平疣、白癜风等病症，以及减少额部皱纹、眼角鱼尾纹的形成和色素沉着。

（3）前额痛、眉棱骨痛、鼻炎、额窦炎、牙痛以及头昏、头重或麻木等局部病症。

（4）近视、散光等屈光不正、弱视、斜视及其他眼部疾病。

（四）神门穴

神门穴在三角窝后（外）1/3、上 1/2 处，即三角窝外近顶角处稍上。神门穴应用广泛，是镇静安神、镇痛要穴，具有良好的镇静、止痛、止痒等诸多功效。

神门穴主治各类痛症、失眠、多梦、头疼头昏、神经官能症、癫痫、焦虑、精神类疾病、高血压、脑血管疾病、戒断综合征、过敏性疾病、眩晕等。

因为神门穴应用广泛，笔者将其定为"广谱穴"之一。

（五）耳尖穴

耳尖穴在耳穴治疗中是最常用、最重要的耳穴，具有良好的功效和广泛的治疗范围，是美容、三抗（抗过敏、抗风湿、抗感染）、一退（退热）的要穴。具有消炎、退热、降压、镇静、抗过敏、清脑、止晕、明目等功效，其主治病症如下。

1. 眼、面颊、咽喉病症，如急性结膜炎、近视、麦粒肿、霰肉、腮腺炎、咽炎、扁桃体炎、痤疮、扁平疣、黄褐斑等。
2. 发热，对感冒等各种上呼吸道感染或其他部位感染导致的发热，退热效果好，且少有"反跳"现象。多用刺破出血方法治疗。
3. 脑神经病症，如头痛、头晕、脑震荡后遗症、大脑发育不全、脑力衰退等。
4. 降血压，治疗高血压使血压下降的同时，对伴随的头晕、头痛等症状的改善效果尤为显著。
5. 皮肤病，如荨麻疹、全身瘙痒症、牛皮癣等症。

在耳穴治疗时常以此穴点刺放血治疗疾病，效果显著，运用较多。

九、耳穴取穴原则

1. 相应部位取穴

相应部位取穴法是最基本最常用的取穴方法。根据人体患病部位，取耳郭相应的穴区，即头痛取头、脚痛取脚。其原理是当人体某个器官或某个肢体部位患病时，在耳郭的相应部位上会出现反应点，如低电阻、疼痛、变色、变形等反应，刺激该点可使"气至病所"，达到治疗目的。相应部位穴位在耳穴治疗中是首选穴位。

2. 按脏腑辨证和经络学说取穴

这是基于中医的脏象学说，按照各脏腑的生理功能和病理表现进行辨证取穴的方法。中医认为人体是一个以五脏六腑的功能活动为中心的有机整体，每个脏器在生理上都分管着一部分组织器官的功能，而脏腑间在功能上又密切联系。如皮肤病，藏象学说认为"肺主皮毛"，故取"肺"。又有"肺与大肠相表里"之说，故又取"大肠"。神经衰弱时表现为心烦不安、失眠、多梦，在治疗时根据藏象学说"心主神明"，"神不守舍"可致失眠、多梦，因此治疗神经衰弱时取心穴，可起到宁心安神的作用。

按经络学说取穴，即根据经络的循行分布规律和取穴。如坐骨神经痛，其痛的方向是沿下肢后侧面正中放射的，放射痛部位为膀胱经循行经过的地方，故可取膀胱穴治之。按经络循行区域选穴，可以增强疗效，如落枕，痛在后项，则需选"膀胱"，因为后项是足太阳膀胱经所循行的区域；痛在侧面，则需取"胰胆"，因为侧面是足少阳胆经循行的区域。

经络系统虽分布全身，但循行分布却有一定的规律，而主治范围则是"经脉所到，主治所及"。如十二经脉中枢太阴肺经，循行于胸中和上肢内侧前缘与咽喉联系。其经络有病则循行部位可发生酸楚疼痛、拘急、萎软、麻木不仁、肩臂痛、咽喉肿痛、鼻衄等，治疗时可取肺穴。

3. 按现代医学理论取穴

耳穴中有许多穴位是根据现代医学理论命名的，如交感穴、皮质下穴、内分泌穴、肾上腺穴等。这些穴位的功能与现代医学认识是一致的。如交感穴有近似交感神经和副交感神经的作用，凡自主神经功能紊乱产生的病症均应选用。肾上腺穴的功能具有抗炎、抗过敏、抗风湿、抗休克等作用，常用于治疗炎症、过敏性病变、风湿及救治休克、低血压等。再如尿崩症，是由于脑垂体功能减退，应选用对脑垂体和丘脑有调节作用的缘中穴、皮质下穴、内分泌穴治疗，这些都需熟悉穴位的现代功能作用。又如消化性溃疡，西医学认为与大脑皮质抑制与兴奋有关，所以必选皮质下穴。

4. 按临床经验取穴

在人们长期的临床实践中发现，每个人应用耳穴治疗中的体会也都会有所不同。如在治疗中，发现了某一穴位对某些病症有效，甚至是较特殊的疗效，此后就单取或与其他穴位配合治疗那些病症。如外生殖器穴治疗腰腿痛、耳尖放血治疗肝昏迷、交感穴治疗胃酸、枕穴治疗老花眼等。又如某些参考穴位的提出都是经验用穴的具体体现，如牙痛点、阑尾点、防近点、感冒点等参考穴位。

在临床实践中发现，对某一病症确有良效，而目前无法用有关理论来解释的穴位，称为临床经验穴。胆囊炎和神经衰弱选口穴，急慢性鼻炎，感冒选外耳穴等。

第三章　耳穴诊断的常用方法

人体生理、病理发生变化时，相关耳穴上会出现皮肤色泽、形态的变化，痛阈下降及皮肤电阻下降等反应。由于耳穴反应的上述不同表现，形成了耳穴的各种诊断方法。常用的有望诊法、触诊法、电测定法等。

第一节　耳穴望诊法

耳穴望诊法是通过观察耳穴上出现的各种阳性反应物，并加以分析，从而对疾病做出判断的一种诊断方法，也称视诊法。阳性反应物包括变色、变形、丘疹、血管充盈、脱屑、油脂等色泽形态的改变。

一、耳穴望诊的方法

1. 患者两眼平视前方，用拇指和食指轻轻捏住耳郭由外向内、自上而下依耳郭表面解剖结构仔细寻找阳性反应物。
2. 发现可疑有阳性反应物存在的耳穴后，用食指或中指顶起该部位，或用探棒对其上下、左右触诊，由紧而松，由松而紧，仔细辨认反应物的性质与部位，双耳应对照观察。
3. 发现皮下或皮内可疑结节、条索隆起等病理反应时，可用拇指和食指捻按或用压力棒前后左右触诊，辨认其大小、硬度、可移动否、边缘齐否、有无压痛。
4. 观察三角窝、耳甲艇等部位时，应借助中指顶起耳郭并用探棒拨开耳轮脚或对耳轮下脚，以便充分暴露望诊部位。
5. 望诊时，光线要充足，最好在自然光线下进行。

二、望诊阳性反应物的类型、特征及临床意义

笔者经数万病例的临床耳穴诊疗观察研究总结出，阳性反应物有如下的类型和特征。

1. **变色**

红色反应：有鲜红、淡红、暗红之分。红色反应常见于急性病症；淡红常见于疾病的初期或恢复期；暗红色则见于病史较长者的慢性疾患。

白色反应：有白色、苍白、灰白之分。白色反应属慢性疾病，白点边缘红晕属慢性疾病急性发作。

灰色反应：有淡灰、暗灰、灰色之分。灰色反应多见于慢性疾病和肿瘤。

观察变色反应时,还需注意其形状以及界线清晰,是否有光泽。

2. 变形

(1) 结节状:小似芝麻、大如绿豆、黄豆样硬结,突出于皮肤。

(2) 链球状:三个结节状硬结连在一起,突出于皮肤。

(3) 条索状:呈条形突出于皮肤。

(4) 凹陷:呈点状凹陷如洞穴状,皱折如指纹状或环状、龟纹状、大小不等。线状凹陷似沟,如冠心病患者常可在耳垂上出现线状凹陷"冠心沟"变形反应,如图16所示,常见于慢性器质性疾病。

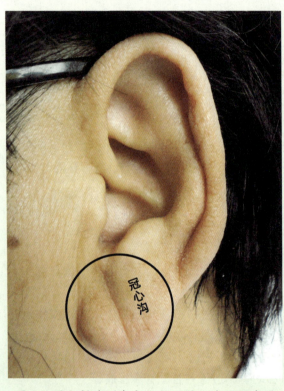

图16 耳穴望诊形态变化之"冠心沟"示意图

3. 丘疹

常见有点状丘疹和水泡样丘疹,高出周围皮肤。以颜色而异分为红色丘疹、白色丘疹边缘红晕,也有少数暗灰色丘疹(似鸡皮疙瘩),数目不等。丘疹反应常见于急性或慢性器质性疾病、过敏性疾病、皮肤病等。

4. 血管变化

耳穴血管反应,常见有血管充盈,扩张或呈网状、条段状、海星状、环状、弧状、蝌蚪或鼓槌状。血管变化常见于心血管疾病、脑血管疾病、急性炎症性疾病、急性出血性疾病。

5. 脱屑

脱屑多为白色糠皮样或鳞片状,不易擦去。脱屑反应常见于皮肤病、吸收功能低下、带下及内分泌功能紊乱等疾患。

6. 脂溢

脂溢即耳穴表面有油质感,多见于炎症和内分泌紊乱等疾患。

7. 光泽

耳穴部位有明显反光感,多见于痛症、神经衰弱、慢性疾病的发作期。

分析非患病相应穴区阳性反应物应从以下几个方面考虑。

(1) 注意用中医学的理论来理解和分析阳性反应物,例如,根据"心藏神"理论,多梦、失眠、精神病等多在心区有反应。根据"脾胃相表里"的学说,慢性胃炎、胃溃疡、消化不良等病,除胃区外,脾区也有同样反应。皮肤病患者在肺区出现脱屑现象,是因为"肺主皮毛"。

(2) 应运用现代医学的一些理论来理解和分析阳性反应物,如神经衰弱患者在枕到额区内,可触到条索状阳性反应物;高血压患者在肾上腺穴呈点状或片状红晕;内服避孕药的妇女,除子宫穴外,常在内分泌穴见到白色片状脱屑。

(3) 在一些经验穴上,有时也会出现阳性反应物,如肝硬化的患者在肝阳穴常有结节，边缘清楚，耳背沟的红晕出现部位可反映血压的情况。

三、耳穴望诊注意事项

1. 检查前须熟悉耳穴的定位与分布规律。
2. 望诊前切忌擦揉、清洗耳郭，如耳郭凹陷部位有污垢，则宜用干棉球轻轻沿同一方向拭净，以免消除阳性反应物，影响望诊的准确性。
3. 望诊时光线充足，以自然光线为佳。耳郭采光取正面位置，对不能配合的危重患者可用手电筒在耳郭的背面做透光诊察。
4. 望诊时力求排除假象。常见的假象有痣、疣、白色结节、小脓疮、冻疮瘢痕等，鉴别时可结合运用其他耳穴诊断方法。
5. 耳郭上的阳性反应物还与气候、出汗程度有关。春夏季耳郭皮肤偏湿润，容易发生充血现象；秋冬季较干冷，耳郭皮肤干燥，由于血管收缩而致苍白，甚者因受冻而呈紫红色。皮脂腺分泌旺盛者，耳郭油润；从事露天作业，受日照较多的人，耳郭皮肤病的色素沉着和角化都比较明显，分析时也应注意。
6. 婴幼儿的耳郭血管收缩清晰，很少有色素沉着、软骨增生、隆起、异常凹陷及脱屑等变化，这些特点与成人明显不同，故一旦发现阳性反应物应予注意。

第二节 耳穴触诊法（及压痛法）

耳穴触诊法是用探笔、探棒或手指指腹触摸、探压耳穴的形态改变以及压痛敏感程度的方法。分为触摸法和压痛法两种，可单独使用，也可配合应用。

一、耳穴触摸法

（一）触摸的方法

（1）患者用左手轻扶耳郭，再用拇指指腹放在被测耳穴上，食指衬于耳背相对部位，两指腹相配合进行触摸。

（2）利用做压痛测定的探棒或耳穴测定仪的探测极在探测耳穴时稍用力，并在划动中感知耳穴的形态变化。

（3）触摸时先上后下，先外后内，先右后左，按耳郭解剖部位进行触摸。在系统触摸耳郭各部位基础上，右耳以触摸肝穴、胆穴、胃穴、十二指肠穴、阑尾穴为主；左耳以触摸胰腺穴、心穴、脾穴、肺穴、大肠穴、小肠穴位为主。

（二）阳性改变与疾病的规律

（1）隆起：常见有点状隆起、条片状隆起、圆形结节、软骨增生等，可见于慢性器质性疾病。

（2）凹陷：常见有点状凹陷、线状凹陷，可见于慢性炎症、溃疡等疾病。

（3）压痕：压痕有深浅、色泽改变和压痕恢复平坦的时间之不同，临床耳诊时据此辨别虚症和实症。压痕浅、色白、恢复平坦时间慢者多为虚症；压痕深、颜色红、恢复平坦时间快者为实症。

（4）水肿：可见凹陷性水肿，水位波动感，多见于水肿、腹胀、肾虚等病症。

（三）注意事项

（1）触摸耳穴阳性反应物时，必须将指腹紧贴软骨面，以适宜的压力，上下左右捻动，仔细体会阳性反应物的边缘、界线、光滑度、可否移动。

（2）用探针等滑动触摸时，须稍用力，并按耳郭解剖部位进行，避免遗漏阳性反应点。

二、耳穴压痛法

（一）耳穴压痛的方法

医者左手轻扶患者耳背，右手持探棒等尖端钝圆、直径为2毫米左右的棒状物，以50～100克的均匀压力按压耳郭各穴位，并观察患者的疼痛反应，从而寻找出压痛最敏感的耳穴，如图17所示。

用压痛法普查耳郭或在耳轮脚周围、肿瘤特异区、三角窝探查痛点时，还可采用划法。即用上述压力，均匀地在被测部位滑动，并观察患者的疼痛反应。

（二）压痛敏感程度分级标准

（1）（+）：呼痛，但能忍受；

（2）（++）：呼痛，同时出现皱眉、眨眼等轻微的痛觉反应；

（3）（+++）：不能忍受的剧痛，同时出现躲闪、拒按、出汗等较强的压痛反应。

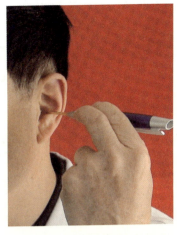

图17 耳穴探棒触诊及压痛法操作示意图

（三）压痛敏感点的意义及体会

（1）人体患病时，耳郭上的压痛敏感点往往可以在数处同时出现，但（+++）压痛点通常出现在与病变位置对应的代表区内。

（2）耳穴的压痛敏感现象，症状发作时明显，与患病脏器同侧的相应耳穴反应尤甚。

（3）同一机体有多种疾病存在时，（+++）压痛点总是在当前作为主要矛盾的疾病"代表区"内出现。主要矛盾改变，压痛敏感点的位置也随之变化，临床上对疼痛症的定位诊断和鉴别诊断具有重要意义。

（4）病程短者，压痛反应较明显；病程长者，耳郭压痛敏感程度明显减低。

（5）人体的生理变化，特别是某些激素水平的变动，也能引起耳穴痛阈下降，压痛敏感度升高，但其敏感程度一般低于疾病时的压痛敏感程度（多见Ⅰ、Ⅱ度反应）。

（6）人体的痛觉包括感觉和情绪两种因素，所以把痛阈下降作为耳穴定位的客观指标尚有欠缺。但在临床应用时，除少数特别敏感者外，一般用50～100克的均匀压力都能比较顺利地找到压痛敏感点。这可能是耳穴在反应疾病时，痛阈下降幅度比较大的缘故。探查压痛敏感点的方法比较简便，容易掌握，在推广耳诊时对初学者尤为适用。

（四）使用压痛法的注意事项

由于本法完全是依靠患者对疼痛的感受和描述，因此，取得患者的密切配合是十分重要的。在寻找压痛点时，压力要保持基本一致，如果压痛点较多时，则应用比较的方法，找出1～3个压痛最明显的穴位，只有这些穴位才具有临床意义。

第三节　耳穴电测定法

耳穴电测定法是探测耳穴的皮肤电阻，并以电阻降低的部位作为躯体内脏诊断参考及治疗时定穴依据的方法。用于测定耳穴皮肤电阻的仪器多称为耳穴探测仪。

一、耳穴的电学特性

大量临床和实验资料表明，躯体、内脏患病时，耳郭上与病变部位相关的耳穴皮肤电阻较其周围皮肤电阻值更低。与此同时，耳穴皮肤导电量明显增加，故有良导电之称。前者用电阻计量，后者用电流计量。

皮肤电学特性迄今为止仍是基础医学的研究课题，有些问题，如实验观察时出现某些点电阻值低而导电量并不升高的现象等，尚难用一般的电学原理解释，还有待进一步研究。

二、耳穴探测仪的种类

目前国内各类耳穴探测仪有30余种，以刺激电流和显示方式可分为以下两类。

（一）直流电测定法和交流电测定法

几乎所有耳穴探测仪的设计原理，都必须给予耳穴皮肤以一定的电流刺激，依照欧姆定律，测得皮肤电阻值或通过皮肤的电流强度值。故有的仪器是稳定电流、浮动电压，如穴位电阻测量仪；有的则是恒定电压，浮动电流，如表头式耳穴探测仪。以刺激电流的性质，又可分为直流电测定法和交流电测定法两种。一般认为，直流电刺激测量到的是皮肤阻抗，但容易引起测定部位的极化（即电极下组织液在电流作用下发生电解，从而产生一个极化电动势，影响测量结果），也可能造成击穿（较强的直流电源对皮肤组织产生伤害性影响）。交流高频电刺激虽能基本上克服以上两个缺点，但很难排除容抗的影响（因为人体本身是一个不密封的电容器），这种方法测出的敏感点比直流测量法要多一些。

（二）仪器显示方式

按仪器显示方式的不同，可分为3种，分别是音响式（在两探极间并联上一个音频放大器，当探测电极与电阻较低的部位接触时，由于通过的电流增大，触发音频放大器发出一定频变的响声），氖灯指示式（流过的电流较非低阻点大引起氖灯发光指示的方式）和仪表指示式（利用电表、数码管、自动记录等装置，较精确地记录所测数据）。薛氏最新研制的耳穴信息诊断仪为音响式，设计合理、探测准确度高、经济实用，已在国内外得到广泛运用，耳穴探测仪XDM-3型如图18所示。

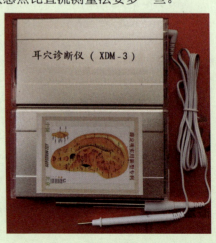

图18　耳穴探测仪XDM-3型（薛氏专利）

三、电测定的方法

1. 做耳穴电测定,首先要熟悉所选用的穴位探测仪的性能,并严格按照产品使用规定操作。如薛氏耳穴探测诊断仪 XDM-3 型,为小型音响式便携式探测仪,操作简便、易于探测诊断。

2. 探测前切勿用力揉擦或用酒精棉球擦洗耳部,以免耳郭充血,出现假阳性反应点。

3. 探测前检查仪器是否正常,患者以探测棒笔尖端点按穴位,开始探测。探测穴位前要先点测一下上耳根穴"基准点"判断声音大小,以此为基准,判断其他耳穴阳性反应程度,做出诊断结论。

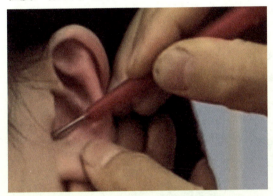

图 19 耳穴探测法操作示意图

4. 探测程序:普查时,应沿耳郭自上而下,自内而外的顺序逐点逐穴探测,一般顺序为三角窝→耳甲艇→耳甲腔→耳舟→对耳轮→轮屏切迹→对耳屏→耳垂→屏间切迹→耳屏→屏上切迹→耳轮脚→耳轮→耳背。对各种疾病在耳穴上的反应规律比较熟悉后,也可在探测到某个敏感点后,接着把和这个敏感点有关的,可构成诊断某疾病的其他穴位仔细探测,以便产生初步诊断和鉴别诊断。耳穴探测法操作示意如图 19 所示。

四、低阻点敏感程度的分级

各耳穴探测仪的参数不同,计量方法不同。临床上一般是根据电阻降低的程度,粗略地把测出的电阻值分为 3 级。

强阳性:电阻值或比值最小的耳穴,时常伴有刺痛,以符号"△"表示。

阳性:介于强阳性与阴性二者之间的耳穴,可有刺痛,以符号"○"表示。

阴性:电阻值或比值偏大的耳穴,以符号"-"表示。

五、低阻点临床意义的分析

1. 一种疾病在耳郭上出现的低阻点常有数个以上,但总是与疾病相应的耳穴区电阻值最低,并伴有强烈刺痛。这对疾病的定位诊断具有重要意义。其他低阻点与疾病的病理过程及临床症状有关,可用相关的中西医理论及某些经验点综合判断分析。

2. 两侧耳郭相同穴位的电阻值不等,往往是患病脏器的同侧耳郭穴位电阻值偏低。这对推断病变部位也具有一定的意义。

3. 急性病的机体病理演变过程明显,反应较剧,耳穴电阻值下降也明显;慢性病病程久者,耳穴皮肤电阻值降低则不明显。

4. 耳郭背面的低阻点多与耳郭正面的低阻点一致。

六、耳穴探测法注意事项

注意排除假阳性点是耳穴探测法的关键，影响探测结果的因素如下。

1. 外加电刺激的影响及操作误差

进行电测定时，外加刺激电流的性质、电流大小、测定时间、测定压力、方向及探棒的质量都能影响测定结果。目前由于各仪器刺激参数不同，多数仪器对上述条件又限制不严格，所以极易发生操作误差，故应熟练掌握所使用的仪器，积累经验，排除干扰和误差。

2. 环境因素的影响

电测定时，环境的温度、湿度都能极大地影响探测结果。特别是湿度，更需注意。根据实践证明，最适宜的温度在20℃左右，湿度在80%左右。湿度过高时，测试部位可先用干棉球吸干。

3. 个体差异

耳郭的皮肤电阻值个体差异极大。如少儿及长期室内工作者，其电阻值偏低；而经常受日光照射者，电阻值偏高。同一个体的耳郭，也有左右不同解剖结构部位的差别。

4. 耳穴随机体功能而变化

某些耳穴，特别是反映内分泌功能的耳穴，还经常出现随机体功能而变化的倾向。如内分泌穴电阻值会随着月经周期的改变出现明显的变化；随着妊娠月份的增加三角窝内低阻点数目增加等。

5. 耳郭对导电量的影响

耳郭形态弯曲，且凹凸不平，故各处导电性能亦不同。一般低洼处电阻偏低，隆起处电阻偏高。许多资料报道，耳舟部的锁骨、肩、肘、腕、指以及三角窝部位的内生殖器、神门，耳甲艇部位的大肠、膀胱，屏间切迹部位的内分泌等穴，比其他耳穴电阻值为低，故有"生理敏感点"或"正常敏感点"之称。但是我们观察到，这些因所在位置造成电阻值偏低的耳穴，当其具有临床意义时，不仅电阻值更低，而且伴有剧烈的刺痛。所以认为它们仍具有耳穴反应疾病的基本特征，只是在分析时必须注意区分。

6. 耳郭皮肤破损部位的电阻值极低

耳穴反应疾病时的低阻性已被公认，特别是一些新发的，临床症状典型的病症，这种反应更加明显。但我们对慢性病、久病、垂危患者测定时发现，耳郭上本应出现的低阻反应部位，有时反而找不到低阻点，阻值还偏高。由于形成耳穴皮肤低阻的机制尚未阐明，所以目前对此现象还有待进一步研究。发现耳郭皮肤破损处电阻低、敏感度增加。

第四章 耳穴常用治疗方法

第一节 耳穴贴压法和耳穴贴药丸法

一、耳穴贴压法

（一）耳穴贴压法定义

耳穴贴压法简称压丸法、贴豆法、耳穴贴压法、埋豆法等，是指用硬而光滑的植物种子或药丸，如王不留行籽、磁珠、砭石丸、莱菔子、白芥子、喉症丸、小儿奇应丸等贴压耳穴，替代埋针，以达到治疗目的的一种方法。耳穴贴压法是在耳针疗法的基础上发展起来的，是近40年来最盛行的耳穴诊治法，它具有就地取材、便于推广、疗效可靠、应用广泛、易于掌握、经济实惠、副作用少等优点。临床验证表明，耳压疗法能收到耳针法、埋针法同样的效果，而且简便易行，能持续起到刺激作用，特别适合年老、体弱多病、惧痛和不能坚持每天治疗的患者。该法常与放血法配合使用，使疗效大幅度提高。使用时或一侧放血，一侧行贴压治疗；或正面放血，背面贴压；或一部分穴位放血，一部分穴位贴压。还可以配合耳穴电夹等治疗。

（二）耳穴贴压法操作方法

（1）材料准备：贴压物可就地取材。可用植物种子，如油菜籽；可用药物种子，如王不留行籽、黄荆子、急性子等；可用药物，如六神丸、喉症丸、仁丹、牛黄消炎丸、小儿奇应丸等，还可用一些药物炮制的耳穴贴压专用药丸。凡是表面光滑质硬，大小合适，无副作用的物品均可采用。

选用耳穴贴，现在常用的有王不留行籽、磁珠等耳穴贴成品，如武汉时代珍传微砭耳穴压豆贴成品，使用方便，疗效满意（过去多用肤色胶布、耳压板制作贴压物）。

还要准备蚊式血管钳、75%酒精、消毒干棉球、探压棒、耳穴探测仪等。

（2）体位：一般采取坐位，侧面坐于术者前面，便于操作即可。卧床患者可采用仰卧位操作。

（3）探寻敏感点：以探棒和探测仪探得压痛点和低电阻点，并做压痕标记，再根据病症选穴配方。

（4）消毒、贴敷压丸：用75%酒精消毒、脱脂、清洁耳郭皮肤，等皮肤干燥后，左手固定耳郭，右手用血管钳或用镊子夹取粘有贴压物的胶布块对准穴位贴压，适当用力按

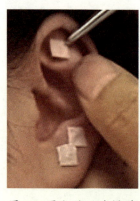

图 20 耳穴贴压法操作示意图

压牢固。耳穴贴压法操作如图 20 所示。

（5）根据病症的虚实和患者的体质情况，按缓（久病）、轻（虚症）、重（实症）3 种手法，适度揉按、捏压，使耳郭有发热、酸胀、疼痛感。每日按压 3～4 次，每次 5～10 分钟，3～5 日换贴 1 次，8 次为 1 个疗程，疗程间隔 2～3 天。

（三）耳穴贴压法注意事项

(1) 严格消毒皮肤，防止感染。
(2) 按压不能过度用力，以不损伤皮肤为宜。
(3) 夏季多汗，宜勤换。冬季耳郭冻伤及耳郭有炎症者不宜贴敷。对胶布过敏者用抗过敏胶布。
(4) 叮嘱患者定时按压，按压后应有酸、胀、痛、灼热感，这样效果才好。
(5) 一般患者用中度刺激，孕妇用轻刺激，对习惯性流产者慎用。

二、耳穴贴药丸法

（一）耳穴贴药丸法定义

耳穴贴药丸法与耳穴贴压法基本相同，区别是使用复方王不留行药丸制成压丸，进行耳穴贴压刺激耳穴，以达到预防和治疗疾病的目的。该方法的特点是在耳穴压丸法的基础上，加入中药组方的作用，既有耳穴压丸、按压物理作用，又有药物的治疗作用，因此能发挥出协同作用，对于某些特定疾病有较好的疗效。

（二）耳穴贴药丸法材料制备

（1）高血压方：夏枯草、牛膝各 30 克，生龙骨、生牡蛎、代赭石各 45 克，天麻、冰片各 10 克，王不留行籽 1000 克。将夏枯草、牛膝、生龙骨、生牡蛎、代赭石、天麻水煎 2 次，滤液浓缩至 1200 毫升，将王不留行籽放入药液中浸泡，24 小时后取出阴干，与用 75% 酒精溶化的冰片进行搅拌，使之均匀地黏附于王不留行籽表面，置密闭容器内备用。每周治疗 2～3 次，10 次为一个疗程。本方中夏枯草清肝潜阳，天麻、生龙骨、生牡蛎、代赭石有平肝潜阳之效，牛膝既能滋肾养阴，又能引血下行。诸药合用，可在冰片开窍和促进皮肤吸收的作用下，发挥镇肝潜阳、滋阴补肾、镇静降压的作用。对于肝阳上亢、阴虚阳亢型高血压患者有显著疗效。

（2）近视方：王不留行籽 1000 克，石菖蒲、附子各 30 克，冰片、樟脑各 3 克。将配方中的附子、石菖蒲水煎 2 次，去渣留汁约 1000 毫升，将王不留行籽放入药液中浸泡，24 小时后取出阴干。同时将冰片、樟脑放入 50 毫升 75% 酒精内溶化，倒入王不留行籽中搅拌，使其均匀地贴附于王不留行籽上，装入密封的容器内备用。每周治疗 2～3 次，10 次为一个疗程，每 5 次复查 1 次视力。本方针对近视阳气不足的病因选用附子以补助阳气，并选用具有通窍作用的冰片、樟脑、石菖蒲，煎取药液对王不留行籽进行加工炮制，通过皮肤对药物的吸收，发挥开窍明目的作用，对于假性近视有显著疗效，对于真性近视和高度近视也有一定作用。

（3）小儿咳嗽方：麻黄15克，杏仁、黄芩、桑白皮、半夏各30克，冰片、樟脑各30克，王不留行籽1000克。将配方中的麻黄、杏仁、黄芩、桑白皮、半夏水煎2次，滤汁约1000毫升，将王不留行籽放入药液中浸泡，24小时取出阴干，再将事先用75%酒精溶化好的冰片、樟脑倒入搅拌，使其均匀黏附于王不留行籽表面，装入瓶中备用。2～3日1次，6次为一个疗程。本方中麻黄有发汗平喘之效，杏仁善于止咳平喘，黄芩、桑白皮有泻肺清热、平喘之效，半夏以燥湿祛痰见长。诸药合用共奏止咳、化痰、平喘之功效，冰片、樟脑有促进皮肤黏膜吸收的作用，有助于药物从穴位皮肤渗透，从而发挥治疗作用。此法简单易行、无痛苦，适用于3岁以内咳嗽患者。

（4）吴锡强教授发明了冰片贴压耳穴治疗失眠，效果理想。用冰片炮制的王不留行籽行耳穴贴压，既可按压产生针灸效果，又可以发挥冰片的清热凉血、活血通络、醒脑明目等作用，可以用来治疗失眠、近视、花眼、干眼症、头昏及其他许多病症。

（三）耳穴贴药丸法操作方法

同耳穴贴压法。

（四）耳穴贴药丸法注意事项

（1）防止胶布潮湿和污染，避免贴压物贴敷张力低和皮肤感染。

（2）夏季炎热多汗，贴压时间不宜过长。

（3）耳郭有冻疮、炎症时不宜贴压。

（4）贴压后疼痛较甚时，一般只需稍放松局部胶布或移动位置即可。

（5）孕妇贴压时，宜用轻刺激手法，对习惯性流产者，尤应慎用。

（6）贴压后患者自行按压时，切勿揉搓，以免搓破皮肤造成感染。

（7）对普通胶布过敏者，应立即取下胶布和贴压物，可改用抗过敏胶布。

（8）有中药过敏史者慎用或禁用。

第二节　耳穴刺血疗法

耳穴刺血疗法是耳穴诊治法中的重要疗法之一。它与体穴刺络放血疗法同出一理，同属于中国传统医学中一种独特的针刺治疗方法。其具有操作简便、良效、安全、经济等优点。对许多常见病症和部分疑难杂症确有良好的治疗和辅助治疗效果，对某些急性症状往往还能体现出"术到病除"的神奇疗效。这是一种值得在临床大力推广应用的治疗方法和手段。

一、耳穴刺血疗法的历史

在人体表面经穴上放血治疗疾病是人类历史上很古老的医疗方法，它的渊源可以追溯到史前文化时期。早在石器时代，我们的祖先在劳动和生活实践中逐渐认识到，身体某些部位刺或碰破出血，可以治疗身体另一些部位的病痛，于是出现了最早的医疗工具——砭石（"砭，以石刺病也"）。迄今为止，"砭"字仍是放血治疗的代名词。《黄帝内经》全书162篇中有46篇对放血刺络法的作用、部位、工具和操作、放血量以及注意事项进行了详细论述。自《黄帝内经》起，历代医书均记载有刺络放血疗法，不少医书名家都掌握使用针刺放血的技术，常通过此术得到惊人的效果。

元代《世医得效方》中记载了很多运用耳穴治疗的案例和方法，其中有"赤眼……挑耳后红筋"的记载，就是我们现在还常用的通过耳背静脉放血治疗急性结膜炎之类的疾病。此法千百年来久用不衰。

我国民间早就流传着针刺耳穴治疗腮腺炎、感冒，针刺耳道口出血治疗胃病，针刺耳背静脉放血治疗湿疹的说法；甚至民间至今还流传着一种说法，当猪、牛、羊、鸡发生瘟疫时，用碎玻璃片或者破碎碗碟等划破耳朵，或用剪刀剪破耳尖放血治疗，可取得神奇的治疗效果。

二、耳穴刺血疗法的原理及理论依据

耳穴刺血疗法符合刺络放血疗法的基本理论。《灵枢血络论》中明确记载，古代称其为"启脉""刺络"，后世称"放血"，"刺络放血"俗称"刺血疗法"。它是根据"血实宜决之"及"泄热出血"治疗原则而形成的理论。古代医家有"治其病必先去其血"的论断，说明古代用放血法治病的经验很多。

中国传统医学认为，气血并行于脉中，充润营养全身。人体各项功能活动，均依赖于气血正常运行。"血气者、人之神"。气血充足，运行正常，则精神饱满，抗病力强，生命活动正常，所谓"得神者昌"。反之，气血壅滞、不得宣通。《素问·调经论篇》中有"血气不和，百病乃变化而生"之说。刺络放血具有良好的疏通经络、调和气血、活血祛瘀等作用，能够促进气血正常运行，重达"通"的目的，所谓"通则不痛"就是这个道理。

现代医学认为，生命的基础是新陈代谢，而人体进行的新陈代谢有赖于健全的血液循

环，营养物质和氧的运输靠血液流通运输。良好的血液循环能为机体营造良好的内环境，使之处于良性状态，从而保证人体健康。反之循环差、血运不良，可使组织和器官缺氧，处于恶性循环状态，于是"百病乃变化而生"。实验研究和临床经验证明，运用耳穴刺血可以促进血液循环、改善组织供血供氧、提高机体免疫功能。耳穴刺血治病的原理与其他耳穴诊治法相同，耳穴具有接受各种信息的功能，由各种传递途径将某种刺激信号传递到相关部位，如神经的传递作用和体液调节作用。因此，通过耳穴刺血可以达到治疗疾病的目的。

三、耳穴刺血疗法的作用

耳穴刺血具有疏通经络、调整阴阳、调和气血、镇静泄热、消炎止痛、祛瘀生新等作用。《素问·血气形志篇》曰："凡治病、必先去其血"。凡属实热之症、血瘀、邪实、热盛等所致的炎症、发热、眩晕、疼痛等症均可采用。临床用于退热、降压、止晕、止痛时，常有立竿见影的疗效。其功能归纳为：

退热、抗炎、镇静、止痛、消肿、降压、止晕、明目、清脑、预防、急救、美容、抗风湿、抗过敏。

耳穴刺血治疗疾病的适应证广泛，通过临床观察验证，主要有以下几个方面的作用。

1. 退热

耳穴刺血疗法具有良好的退热作用，一般采用单穴放血，出血如豆大数滴即可达到退热作用。引起发热的原因很多，如病毒、细菌等感染引起的高热及无名高热等。针刺耳穴放血后可促使邪热外泄或减少血中邪热，使体内阴阳平衡而退热。《黄帝内经》中有"刺热篇"专题论述热病的治疗，如"肺热病者，先淅然厥起毫毛，恶风寒，舌上黄，身热。热争则喘咳，痛走胸膺背，不得太息，头痛不堪，汗出而寒……刺手太阴阳明，出血如大豆，立已"。说明刺血后热退病除的显著效果。

耳穴刺血退热的治愈效果达90%以上。笔者用耳尖等穴位刺血治疗儿童感染（如扁桃体炎、上呼吸道感染、肺炎等）发热、感冒发热、无名高热及高热惊厥等，有良好的退热效果。中国人民解放军总医院黄丽春教授擅用耳穴刺血治疗疾病，她总结的"一退"退热法，取耳尖、屏尖、肾上腺点刺放血具有良好的清热解毒、抗炎作用，用于退热屡试屡验。我们用此法治疗不少患者，有的经针刺放血后，当时即热退病减，疗效迅速且显著。

2. 止痛

耳穴刺血疗法的止痛作用也是非常突出的，如头痛、牙痛、痛经、四肢关节痛、坐骨神经痛、急性扭挫伤、急性阑尾炎腹痛等疼痛症，放血后疼痛均可明显减轻或消失。中医认为"痛则不通"，如果血气运行失常，发生气血瘀滞，经络闭塞就会发生疼痛。针刺放血可以疏通经络，改变气滞血瘀的病理，"通则不痛"，经络气血畅通了，疼痛则可以消除。

3. 镇静

耳穴刺血疗法有良好的镇静作用。常用的如耳尖刺血、耳背静脉刺血等。临床以耳尖刺血治疗失眠，耳背刺血治疗顽固失眠的案例较多，疗效令人满意。笔者在治疗失眠症患者时曾做过对照，单用耳穴贴压法、耳穴刺血法和耳穴贴压配合耳穴刺血法的疗效，耳穴刺血法效果略高于单独使用耳穴贴压法，以耳穴刺血疗法加耳穴贴压法疗效最佳。我们还用耳穴刺血疗法配合耳穴贴压法治疗精神病、癔症、小儿痫症等神经系统病症，取得了满意的疗效。如经治1例精神分裂症，口服药物氯氮平用到每日20片尚可控制病情，经用上法治疗2个月后病情稳定，药物持续减量到每日5片。患者情绪稳定，夜间睡眠好，较少出现异常行为，这证明耳穴刺血有较强的镇静作用。这种作用是通过调理气血，使脏腑气因调和而恢复正常的生理功能。经过耳穴刺血后患者多数会马上安静下来，熟睡一觉后，神志多见清爽，病情渐渐好转，显示了耳穴放血对精神系统的良性调节作用，使这类疑难病症的痊愈可能性大大提高。

4. 消肿

耳穴刺血疗法具有活血化瘀、祛瘀生新、消肿止痛的功效。如跌打损伤引起的肢体局部肿胀、疼痛、活动受限等，多因气滞血瘀、经络壅塞所致。针刺放血（必要时可加用局部放血），可以疏通经络中壅滞的气血，"宛陈则除之"，使局部气血畅通，则肿痛自消，疾病可愈。耳穴刺血可将其作用机制通过经络达到"气至病所"，作用于病损部位，达到治疗目的。根据其作用原理，适用于治疗跌打损伤、运动损伤及某些原因所导致的肢体局部肿胀、疼痛，并取得了一定的效果。

5. 急救

耳穴刺血疗法可用于高血压危象、高热惊厥、中暑、昏迷等症的救治。刺血疗法有良好的退热、镇静、降压等作用。中医认为耳穴刺血疗法能够开窍启闭、醒脑安神、止惊。临床观察一些高血压危象患者和中风患者，在血压暴升时即进行耳尖刺血或耳背静脉刺血，可以使血压持续稳定下降，效果优于药物，且无过降之忧，确实是一种简便有效的急救方法。笔者用本法（多用耳尖刺血法）经治小儿高热惊厥30多例，经临床观察均能很快起到退热、镇静的作用，大多数患者没有使用巴比妥类药品及冬眠疗法。说明耳穴刺血疗法的镇静、抗惊厥作用较强。

6. 抗炎

耳穴刺血疗法具有消炎解毒作用。一些感染性疾病如扁桃体炎、急性乳腺炎、结膜炎、腮腺炎、丹毒、痤疮感染等均可采用，且具有较好的疗效。危亦林在《世医得效方》中记载："赤眼……挑耳后红筋"，讲的就是用耳背静脉放血法治疗暴发火眼（急性结膜炎）。我们用耳尖刺血疗法治疗小儿扁桃体化脓性炎症，发现不仅有良好的退热作用，还具有良好的抗炎作用，并试用于代替日益加量使用且价格昂贵的抗生素药物，取得了满意疗效。

我们观察治疗了10余名频繁发作化脓性扁桃腺炎的患者。这些患者稍受凉即感冒，扁桃腺发炎化脓，只有使用大剂量青霉素、氨苄青霉素等抗生素肌注或静脉滴注（有的还使用了先锋及小诺霉素等抗生素），才可控制炎症，使患者退热、消炎，否则体温达到40℃以上，有的还出现惊厥现象。经试用耳穴刺血疗法配合耳穴其他疗法，有的仅加服少量的抗生素，疗效均较好。

耳穴刺血疗法除上述几个方面的主要作用外，还具有抗过敏、抗风湿、止痒祛风散寒等作用。

7. 预防

耳穴刺血疗法对一些疾病有预防作用，如流行性腮腺炎，传染性结膜炎等。有人在流行性腮腺炎流行期间，对5~6岁儿童进行耳尖刺血预防的对照试验，结果施术者发病率为3.6%，未施术者发病率为55.1%，$Z = 9.528$，$P < 0.001$，表明耳穴刺血疗法有显著预

防作用。还有人用耳尖刺血预防传染性结膜炎，取得了良好的预防效果。中医认为，腮腺炎系温热病毒侵犯少阳、阳明经，疫毒壅络郁经而以为痈肿，而放血可通络散热、消肿散毒。

《素问·血气形志篇》曰："凡治病、必先去其血"。同理，防其病也须去其血，通过放血可以调理阴阳，气血以归平衡。临床观察耳穴刺血有增强免疫功能的作用，故有良好的预防疾病作用。

8. 美容

耳穴用于美容具有其他疗法无法比拟的作用。它可以从根本上调节体内代谢，治疗由于脂类代谢紊乱、色素形成等原因所致的面部痤疮、扁平疣、脂溢性皮炎、黄褐斑、白癜风、脱发等影响人们容貌的疾病。用耳穴刺血疗法或配合耳穴其他疗法，是目前常用的方法，标本兼治，复发率较低。如用耳穴刺血疗法治疗痤疮，痊愈率达92%以上，总有效率可达100%，且疗程短、成本低。耳穴不仅可以用于青年人保健美容，达到肌肤美、容貌美、体形美之目的，还可以用于老年人的保健美容，达到延缓衰老的作用，减少老年斑、色素沉着及皱纹。

四、耳穴刺血疗法主治病症

1. 发热：各种原因引起的高热、低热及无名高热，热射病。

2. 各种眼病：急性结膜炎、麦粒肿、霰粒肿、早期白内障、青光眼、视力模糊、眼疲劳症、视神经炎、近视、弱视等。

3. 呼吸系统疾病：感冒（上呼吸道感染）、急性支气管炎、慢性支气管炎、慢性阻塞性肺病、支气管哮喘、肺脓肿、肺炎等。

4. 五官科疾病：过敏性鼻炎、中耳炎、耳鸣、听力下降、咽炎、扁桃体炎、口腔溃疡、牙周炎、牙痛等。

5. 头面部美容性疾病：痤疮、黄褐斑、扁平疣、酒渣鼻、脂溢性皮炎、斑秃、面神经麻痹等。

6. 各类皮肤病：皮肤过敏、荨麻疹、皮肤瘙痒症、牛皮癣、接触性皮炎、湿疹、带状疱疹、口唇鼻部疱疹、神经性皮炎、早期白癜风、盘状红斑狼疮等。

7. 脑血管、神经病症：头痛、头晕、失眠、高血压、脑供血不足、脑血栓、动脉硬化、脑震荡后遗症、精神病等。

8. 儿科疾病：小儿高热、高热惊厥、上呼吸道感染、化脓性扁桃体炎、支气管炎、哮喘、百日咳、肺炎、腺样体肥大等。

9. 急救：昏迷、晕厥、中暑、高热惊厥、高血压危象等。

10. 预防保健：预防腮腺炎、流行性结膜炎、流行性感冒、流脑等传染病，并有健脑、明目、养颜等保健作用。

11. 其他：各类痛症的止痛，如炎症性痛、神经性痛、内脏痛、手术后痛、肿瘤痛等。各类炎症的消炎，如妇科炎症、外科感染、阑尾炎、胃肠炎等。此外，对诸如脉管炎、腮腺炎、丹毒、疮疡疖肿、坐骨神经痛、化脓性泪管炎、颈椎病、肩周炎、风湿及类风湿性关节炎等各科杂症及部分疑难病症，均有一定的治疗效果。

五、耳穴刺血操作方法

（一）常用针具及用品

刺血针具：最好使用1次性采血针，现在血糖仪多使用1次性采血针，如图21所示。也可使用注射针头、三棱刺血针（早期经典的中医刺血针具，笔者不主张使用）、尖手术刀片及其他代用品。

必备用品：75%酒精棉球或1%碘伏、血管钳或镊子、消毒干棉球或消毒棉签、医用手套、指套等。

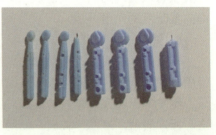

图21 耳穴1次性采血针示意图

（二）常用部位

常用的部位有耳尖、肝阳、上屏尖、肾上腺（下屏尖）、肺、扁桃体、热穴（经验穴在骶椎与腹穴连线中点）、轮1、轮2、轮3、轮4、耳背沟（降压沟）耳背静脉、相应部位（如面颊、眼）等，如图22所示。

其他耳穴也可以进行刺血治疗，但最为常用的为耳尖穴。如果需要加强疗效，可在耳尖放血的同时选用适当的穴位放血配合治疗。

（三）6种耳穴刺血法及操作

1. 耳尖放血法

耳尖放血属于穴位点刺法，但其操作有别于其他穴位，有操作简便、敏感等特点；也是用途最广、最常用、最有效的放血治疗部位、方法。它能够发挥出耳穴刺血疗法的所有功能，因而耳尖放血往往可以代替其他耳穴放血治疗疾病，如代替耳背的降压沟放血用以降血压等。笔者认为，掌握耳尖放血法，即等于掌握了耳穴放血治病的方法。故将其单独作为一种耳穴放血法重点介绍。

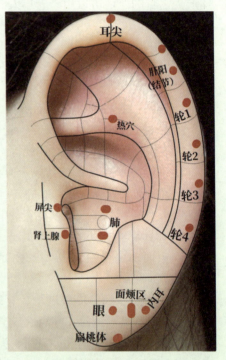

图22 耳穴刺血常用部位示意图

《针灸大成》中记述："耳尖穴在耳尖上，卷耳取尖上是穴……"即将耳郭由后向前对折，最高点就是耳尖穴。

耳尖放血具有良好的退热、消炎、镇静、止痛、清脑、明目、降压、抗过敏、抗风湿、疏通经络、活血祛瘀、增强免疫力等作用。

（1）耳尖放血操作方法。

①患者一般采取坐位，侧对操作者。这样既便于操作，又可消除患者紧张情绪。卧床患者可采取卧位操作。

按摩耳尖部片刻，尤其是天气寒冷耳朵温度低时，按摩可使局部温度升高、循环改善、血管充盈、毛细血管充血，易于出血，确保疗效。

②常规消毒皮肤，左手食指在后，拇指在前，置于耳轮卷曲下方向上顶起，夹捏固定并充分暴露耳尖部位，如图23所示，右手持针，针尖垂直向下，对准耳尖穴快速、雀啄样点刺，针尖刺入约1～3毫米深。须掌握力道大小，避免过深过浅，造成不必要的创伤和出血不畅。感觉刺入太浅，必要时可多点点刺，确保出血量，以保证疗效。

③以双手拇指、食指轻挤针眼四周，使之出血如豆大，以棉球或棉签吸干，如此反复放血数滴。也可采用笔者自创的"三指挤血法"，即以左手拇指、食指配合右手食指或中指挤、捻使其出血，熟练掌握后可达"无痛、无青紫、无血肿"效果，如图24、图25所示。

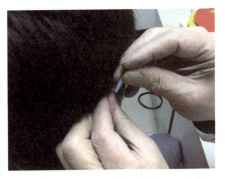

图23 耳尖放血操作点刺部位手法示意图

④每次放血量视病情及体质情况而定。一般8～10滴为少量，10～15滴为中量，1毫升～2毫升为多量，视病情最多可放3毫升。如一侧耳朵放血不够量，可双侧耳朵放血。出血量与疗效密切相关。

⑤放血完毕，清洁、消毒穴区，如还在出血，可放置少许干棉球或压迫止血片刻。

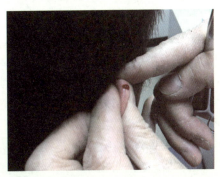

图24 耳尖放血挤血操作手法示意图

（2）耳尖放血疗程。

一般隔日或每日治疗1次，慢性病可每周2～3次，急性症状可一日2次。一般取单耳、双耳交替，也可取双耳同时治疗。

2. 耳穴刺络放血法

（1）针具的选择。

毫针的选择：宜选择1次性无菌粗毫针。为了放血操作的顺利进行，避免意外事故的发生，应对拟选用的粗毫针进行检查。检查时应特别注意针尖是否端正、有无毛钩，针身是否光滑等。

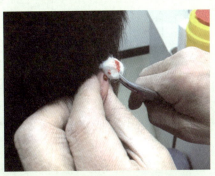

图25 耳尖放血吸血（擦拭）操作手法示意图

①注射针头的选择：应选择1次性无菌注射针头。

②采血针的选择：应选择1次性无菌采血针。

③手术刀的选择：宜选用1次性无菌手术刀刀片。

（2）选择体位。

为方便耳穴的刺络放血，临床多采取坐位，年老体弱、精神紧张者应选择卧位。

（3）耳郭按摩。

为顺利完成耳穴的刺络放血，术者应先对拟放血的耳郭进行揉搓按摩，使之充血。对于需要特殊放血的耳穴应着重按摩，使放血部位充分充血。

（4）选穴。

依据病情辨证选择相关耳穴，亦可依据症状选定穴区后，用耳穴探测器探查阳性反应点，将其作为放血点。

（5）消毒。

提倡使用1次性耳穴放血器具。

术者消毒：耳穴放血操作前，术者应先用肥皂水将手洗干净，待干后再用75%酒精棉球擦拭施术手指；

耳郭消毒：用75%酒精棉球，或用1%碘伏棉球或棉签擦拭耳郭。

（6）操作方法的选择。

①耳轮上的耳穴放血时宜用针刺放血法。

②耳垂上的耳穴、面积较大的耳穴、耳尖等部位放血时宜用点刺放血法。

③耳背脉络、线条状耳穴、耳穴肺等放血时宜用划割放血法。

（7）操作步骤。

①耳穴针刺放血法：左手拇指、食指将卷曲的耳轮展平固定，运用捻入法、速刺法或管针法等将粗毫针直刺入耳穴，刺入深度0.1～0.2厘米，捻转运针使之得气，得气后迅速出针。立即用双手挤压针孔处，使其出血，出血数滴后用无菌干棉球或棉签按压止血。待止血后，用75%酒精棉球或用1%碘伏棉球或棉签擦拭耳穴处，再次严格消毒。

②耳穴点刺放血法：

一是单点点刺法：这是在穴区以针刺破耳穴皮肤、损伤毛细血管使之出血的一种方法。本法一般点刺一下。

操作时以左手固定耳郭，右手持1次性采血针或注射针头，拇指、食指两指捏住针柄，中指指腹抵住针身上端，露出少许针尖，以控制针刺深浅度，避免针刺过深。对准耳穴迅速刺入0.1～0.2厘米，随即将针退出。轻轻挤捏针孔周围，使之出血，如图26所示。然后用无菌干棉球或棉签擦拭、吸去血滴，如此反复达到需要的放血量后，按压针孔，待止血后，用75%酒精棉球或用1%碘伏棉球或棉签擦拭耳穴处，再次进行消毒。

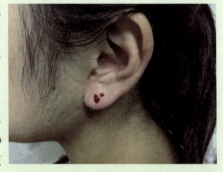

图26 耳穴放血法单点点刺放血（眼穴）示意图

二是多点点刺法（散刺手法）：这是点刺次数较多的刺血手法，既有机械刺激穴位的作用，又有耳穴刺血疗法的疗效作用。如肺穴区、耳背降压沟点刺放血；相应部位（如面颊、颌）、敏感点放血等。此法类似于梅花针法，属于"毛刺"的范畴，但多以单针多次点刺操作，手法稍重，"量"较之要大，必以出血为度。

操作时以左手固定耳郭，食指或中指顶起刺血部位，右手持注射针头、采血针等对准耳穴穴区（如肺、面颊、额等）点刺6～10次，如图27所示。点刺时以手腕弹力，准确控制力度、点刺深度，刺破表皮使血渗出即可。不能自然出血者，可轻轻挤捏穴区四周，

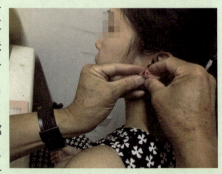

图27 耳穴放血法多点点刺放血（面颊）示意图

使之适量出血。再用无菌干棉球或棉签擦拭穴区处。待止血后，用75%酒精棉球或用1%碘伏棉球或棉签擦拭耳穴处，再次进行严格消毒。

（8）疗程。

①耳穴刺血疗法与耳穴点刺放血法疗程：每日1次或隔日1次，急性病患者可每日2次，慢性病患者可每周2～3次。每次放血可双侧耳穴同时进行，亦可双耳交替进行，8次为一个疗程。

②耳穴划割放血法疗程：一般每4日划割1次，每次选取一侧耳穴进行放血，两耳可轮流交替施治。4次为一个疗程，休息半个月后，再进行下一个疗程。

（9）适应证。

耳穴刺血疗法可用于实症、热症及瘀血阻络所致的多种病症。

①耳轮各穴放血：有消炎、退热、止痛作用，常用于治疗头面五官炎症，如扁桃体炎、咽喉炎，以及发热、高血压等；惊厥、肝昏迷等。

②结节放血：有平肝潜阳、消炎止痛作用，常用于治疗高血压、眩晕、慢性肝炎、迁延性肝炎、肝昏迷等。

③耳背沟放血：有清泄肝火和降血压作用，用于治疗高血压等。

④耳背放血：有消炎、消肿、止痛、止痒作用，常用于治疗皮肤病，也用于治疗咽喉部急性炎症、急性结膜炎等。

⑤屏尖放血：有退热、消炎、镇静、止痛作用，常用于配合治疗慢性炎症。

3. 耳背静脉放血法

临床普遍采用的放血部位和方法，有割与刺两种方法。《灵枢·五邪》记述："赤眼……挑耳后红筋。"《黄帝内经》中记载了耳背静脉放血治疗抽搐等，其治疗作用明显，往往用来治疗顽固性疾病，如顽固性失眠及顽固性皮肤病等。

（1）操作方法。

①按摩放血部位，使其充血、充分暴露血管。

②耳郭进行常规消毒。一般多选用耳背近耳轮处明显血管1根或耳背第3根血管，需多次放血者应以静脉远心端开始，一般采用由上到下、由外到内的原则。

③以左手固定耳郭，食指、中指将耳背顶起，右手持消毒过的刀片或自制刀片针，以刀尖点刺或纵行垂直划破血管，或以三棱针行点刺法刺破血管。刀片点刺切口约3毫米，使自然流血，勿行挤压，并以双手上下牵拉耳郭，使血流畅通。

④视病情放血数滴至数毫升，放血完毕后以消毒棉球压迫止血，胶布固定，3天内避免伤口碰水，以防感染，一般3天完全愈合。

⑤一般采用单耳放血，两耳交替进行，视病情每天1次或2～3天1次。

（2）耳背静脉放血注意事项详见耳尖刺血疗法。

4. 耳穴梅花针法

耳穴梅花针治疗方法基本同耳穴点刺法，只是仅刺破表皮，使局部微出血或仅使穴区潮红、充血、渗血即可。本法是由古代的"毛刺"发展而来。《灵枢·官针》说："毛刺者，刺浮痹皮肤也。"适用于耳穴区及病灶局部。

（1）操作方法。

①按摩耳郭数分钟，使耳郭充血。

②消毒耳郭皮肤，操作者以左手固定耳郭，右手持梅花针，在已选定的耳穴快速做雀啄样点刺。

③刺时以手腕的弹力掌握力度，刺激手法由轻到重，叩打后耳郭充血发热，可见少量点状出血。

④点刺叩打后，先用消毒干棉球擦净渗血，然后以75%酒精棉球按压消毒片刻即可。

⑤如无梅花针可用尖刀片、毫针、注射针头、1次性采血针等代替做多点散刺、浅刺。手法要轻，以刺破表皮为度。梅花针对有些病种，如某些皮肤病可在病变局部使用，配合耳穴治疗，可提高疗效，如白癜风、神经性皮炎、带状疱疹等。

⑥视病情隔日或3～4日1次，8次为1个疗程。

5. 耳穴割治疗法

耳穴割治疗法又称耳穴切割疗法、割耳疗法，是用刀片等切割工具在耳穴区划破皮肤使其出血的一种方法。割后敷上药物又称割耳敷药法。本法具有疏通经络、祛瘀生新、镇静泄热、活血止痛、止痒脱敏等作用，多用来治疗皮肤病、美容。如肺区相应部位割治可治疗影响美容的皮肤病症。

（1）操作方法。

①按摩耳郭，使其充血。常规消毒割治部位的皮肤。

②左手固定耳郭，右手持1次性尖手术刀片的刀柄，使刀片尖端于耳穴处，施行轻力划割，一般切口深度约为0.5毫米，长度约为5毫米，溢出小血珠即可。若划割肺穴，可在肺区的上下（即心穴上方和下方）各划割一条弧线，长约5毫米；若划割内生殖器穴、颊穴、肝穴、耳中穴等穴位，只划割一刀即可，长约5毫米；若切割耳背静脉，则选取一条较明显的静脉，刀片垂直血管走向切开。放血数滴后，用无菌干棉球按压止血，并将棉球用胶布固定于划割处，以防感染。待划割处结痂后，再将胶布和棉球取下，再次进行严格消毒。亦可行割后敷药治疗。

③一般取单耳施治，双耳交替进行。每3～4天割治1次，8次为1个疗程，每个疗程间休息3～5天。

（2）注意事项。

①划痕不宜太深，以划破表皮渗血或渗出组织液即可。

②注意无菌操作，割治期间避免沾水以防感染。

③耳郭皮肤感染、冻伤者忌用此法。

④出血性疾病和血液传染病患者忌用此法。

6. 割耳敷药法

割耳后敷上配制的药物即为此法，即在耳穴割治疗法的基础上，加上药物的治疗作用。其原理是通过破损处吸收有效成分和接受化学刺激。本法具有镇静止痒、止痛、脱敏、祛瘀生新等作用，特别适用于治疗皮肤病，如黄褐斑、痤疮等。

（1）操作方法。

在耳穴割治后，以米粒大小药泥或药棉沾上药粉敷在创面，用胶布固定。

（2）注意事项。

①敷药时尽量少接近正常皮肤。

②以冬春季割敷为佳，夏天汗多较易感染。

③药泥以现配制得新鲜为佳。
④无药时单行割治也可收效。
⑤余同耳穴割治疗法。

（3）药物配方。

①三七粉、云南白药：具有活血化瘀、通络止血、消炎止痛等功效。

②黑胡椒泥剂：去皮紫皮蒜2份，黑胡椒1份。将蒜捣成泥，胡椒研细末拌匀即成，装在消毒瓶中盖紧备用。

③胡姜泥剂：鲜姜4份，胡椒1份，研细如泥状，装瓶中备用。

④胡椒泥膏：白胡椒研为细末和炸辣椒油调合成膏，最后在药膏中加入微量麝香（0.1～0.2克）备用。

⑤滑黄粉：滑石30克、麻黄20克、硼砂10克、雄黄20克、薄荷脑15克，均研为极细末混匀装瓶备用。

⑥刘氏治黄褐斑方：三七10克、冰片10克、滑石30克、没药10克、麝香0.2～0.5克，均研为粉末，装瓶密封备用。

六、耳穴刺血治疗反应

耳穴刺血治疗后，患者一般都能立刻有轻松感。比如，头晕患者立即可以感到头脑清爽，头痛、牙痛患者可立刻感到疼痛减轻或消失。也有极少数患者有一种"曲线"反应，即刺血后症状稍有加重，这是暂时现象，一般在3～4天后逐渐消失。对此有的误认为有副作用或有反作用。这可能是体内调节系统产生调节作用时的一种"摆动"现象，是一种正常反应。耳穴由于出血量较少，很少出现虚脱、头晕、乏力、口渴等现象。有少数患者因体质虚弱、精神紧张等原因可出现晕针现象，这也是正常反应，经适当处理或平卧休息片刻，很快就能恢复正常。

七、耳穴刺血疗法操作注意事项

1. 注意无菌操作，严格消毒，防止感染和交叉感染。
2. 刺血针具应做到一人一针，重复使用时应严格消毒，最好选用1次性器具。
3. 天气寒冷时，施术前充分按摩耳郭，可使出血顺利，提高疗效。
4. 熟悉解剖部位，点刺放血手法要做到稳、准、快、轻。对身体虚弱者，放血量及次数均不宜过多。
5. 操作过程中，应时刻注意患者血压、心率的变化，谨防晕针和晕血的发生。治疗前选择好病例，并做好宣传工作，缓解患者的思想顾虑，使患者配合治疗并减少晕针风险。
6. 耳背静脉需多次放血者，应从静脉远心端开始切割。
7. 须适当用力刺入一定的深度，否则不易出血，加上不恰当的挤压，极容易导致局部损伤，并引起患者不必要创伤和疼痛。
8. 术毕用无菌干棉球按压片刻，但不可揉擦，否则易致皮下瘀血。术后短时间内尽量减少汗液及水湿污染伤口。

9. 在操作过程中操作者最好戴上医用橡胶手套、指套，操作结束或操作下一个患者时须及时做好清洁、消毒工作，操作者勿接触患者血液。

10. 如果治疗时患者出现晕针，应立即停刺止血，让患者平卧休息，适当饮水，对症处理。

11. 对有感染迹象者应立即暂停治疗，以免可能发展成为耳郭软骨膜炎，这种情况极其少见。因耳郭的结构特殊，所以若施术部位发红、肿痛，应及时做抗感染处理。

12. 各种出血性疾病、烈性传染病不宜施治。老、弱、孕妇、低血压、晕针者慎用。

13. 勤练操作手法，尽量做到动作轻、快、稳、准。要勤练习放血的针刺手法，熟练技术并掌握正确的挤血方法，以避免和减少患者不必要的疼痛和局部出现青紫、瘀肿现象。

14. 感染者对症做如下处理。

（1）外涂消炎药物，口服抗生素。

（2）同时配合耳尖放血，针刺肾上腺穴、神门穴、肺穴、外耳穴等穴位，每日1次。

（3）感染严重时配合其他方法治疗。

八、以耳穴刺血疗法为主，辅以其他疗法

在使用耳穴刺血疗法的同时，可采用压丸、针刺等耳穴其他疗法，或使用药物及病灶局部治疗等辅助治疗的措施。应根据病情适当选用，有利于增强疗效，使患者得以尽快康复。

九、耳穴刺血疗法的特点

1. 损伤极小、痛苦小、安全无副作用，患者易于接受。

2. 相较体穴放血，耳穴放血量极微，不会造成贫血。

3. 操作简便，易掌握运用和推广。

4. 见效快，一些急性症状常出现即时效果。用于感冒等多种常见病症的治疗，具有见效快、病程短、痊愈快等显著特性，实用性强。

5. 适用范围广，具有一法多病、一穴多病的特点。

第三节 耳穴针刺法

耳穴针刺法包括耳穴毫针法、耳穴电针法等诸多针刺激方法,适用于各种病症的耳穴针刺治疗。

一、耳穴毫针法

耳穴毫针法是运用毫针针刺耳穴治疗疾病的方法。毫针是古代的九针之一,为耳针常用针具。型号有26～32号,尺寸有0.5～1寸。一般常用28号,0.5寸长的毫针,用前须经高压灭菌处理(现在多用1次性针灸针)。

(一)操作方法

1. 探查耳穴和耳郭消毒:明确诊断,选穴配方。用探棒或耳穴探测仪测得所选穴的敏感点,便稍加用力,产生压痕后,消毒皮肤,然后进行针刺,如图28所示。

2. 体位和进针:一般均采用坐位,不能坐起者可采取卧位。操作者用左手拇指固定耳郭,中指托着针刺部位的耳背,这样便于掌握针刺的深浅和减轻痛苦。右手拇指和食指持针,在压痕标记处进针。进针手法有以下2种。

(1)捻入法:操作者左手固定耳郭,右手拇指和食指持针柄将针尖对准耳穴,顺时针方向,手指边捻边进针,使针体随捻转刺入耳穴。

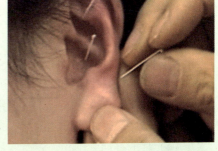

图28 耳穴针刺(毫针)法示意图

(2)插入法:操作者左手固定耳郭,右手持针柄将针尖对准耳穴,用力一按,迅速将针插入耳穴中。

3. 针刺强度和手法:应视患者的病情、体质和耐受程度等决定。

(1)针刺强度:强刺激法常用于体质强壮病者的急性病、实症、瘫症、疼痛等诸多病症,此法为泻法;轻刺激法用于体质较差的慢性病、虚症者,此法为补法;中度刺激法又称平补平泻,是常用的刺激法。

(2)针刺手法:常用的有以下3种。

①单刺法:刺入敏感点后不需运用手法,仅留针,适用于年迈体弱、久病及儿童患者。

②捻转法:刺入耳穴后,在该处再运用中等刺激手法,顺时针方向小幅度来回捻转,持续刺激20～30秒。常用于一般慢性病。

③提插法:刺入耳郭后用手将毫针垂直上下提插10～20秒,此法用于急性病和痛症。

4. 针刺角度:位于耳甲腔、耳甲艇和三角窝中的耳穴,用直刺即90°进针,如内生殖器、心肺等穴。位于耳舟、耳垂穴多用横刺,沿皮肤进针,针与皮肤夹角约150°。横刺多用于透穴,即一针透几个耳穴,如盆腔透内生殖器穴,下颌透上颌,面颊区透刺等。

位于对耳轮、耳屏内侧、屏间切迹等部位的穴位，多用斜刺 45°～60°进针。如皮质下、内鼻、咽喉、内分泌等穴。

5. 针刺深度：应视患者耳郭局部的薄厚、穴位的位置而选择。一般刺入 2～3 毫米即可达软骨，其深度以耳针能站立不摇摆为宜，可刺透软骨，但是不可穿透对侧皮肤。

6. 留针：指毫针刺入耳穴后停留在耳郭上的过程。时间一般为 30～60 分钟。婴幼儿不留针，慢性病及痛症留针时间长一些。留针期间，每隔 10 分钟应捻转针柄 1 次，以加强刺激提高疗效。

7. 起针：操作者左手托住耳背，右手起针。起针法有以下两种。

（1）抽出法：用左手持针柄，不加捻转，迅速抽出。此法痛感小，可常用。

（2）捻转起针法：用右手持针柄，边捻转边将针退出。这种起针法在起针时可给患者强烈刺激，有利于提高疗效。深度刺激时用此法出针。出针后用 75% 酒精棉球或消毒干棉球压迫针眼片刻止血，防止感染。

（二）疗程

一般 7～10 次为 1 个疗程，每天或隔天 1 次，每次取一侧耳郭，两耳交替针刺，也可双耳同时针刺。每疗程间隔 3～5 天。

（三）注意事项

（1）注意针具消毒和无菌操作。

（2）患者过饥、过饱、醉酒、精神极度紧张、严重贫血、体质极度虚弱时，不宜立即用耳针治疗，以防发生晕针。

（3）孕妇妊娠 5 个月以前不宜进行耳针治疗。5～9 个月的孕妇不宜针刺内生殖器穴、盆腔穴、内分泌穴等穴位，以免发生流产、早产。对有习惯性流产的孕妇，整个妊娠期都不宜用耳针治疗。

（4）对于有动脉硬化、高血压的老年患者，针刺前应休息半小时，针刺后注意观察，以防发生意外。

（5）耳郭有炎症或冻伤破溃时应禁针，以防炎症扩散。如必须针刺，则应避开损伤部位，可先针刺外耳穴、肾上腺穴、枕穴、过敏区，耳尖刺血等，待炎症或冻伤痊愈后再继续治疗。

二、耳穴电针法

耳穴电针法是将传统的耳穴毫针法与脉冲电流刺激相结合的一种方法，也是一种电流刺激的方法。

（一）适应证

同耳穴毫针法。尤其适用于麻醉、神经系统疾病、内脏痉挛所致的疼痛、哮喘及一些慢性、顽固性病症。

（二）耳穴电针法操作方法

（1）按耳穴毫针法将毫针分别刺入所选取的耳穴。

（2）将电针仪的电源接通，把导线插头插入电针仪的电流输出插座中，打开开关，检查有无电流输出，然后把电流输出调节旋钮拨到"0"位。

（3）将一对输出导线上正负极分别连接在两根毫针柄上，再拨动电位器开关，逐渐调整输出电流至所需的刺激量，如图29所示。

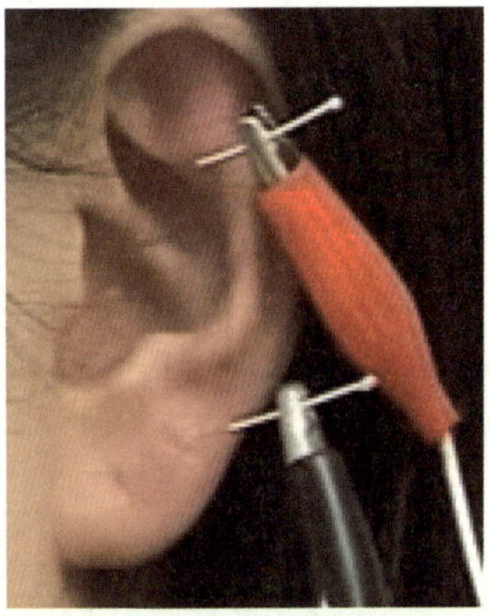

（4）通电时间一般以15～20分钟为宜。在加大刺激量时，电位器旋钮要慢，逐步调节所需的刺激量。

（5）治疗完毕先将电位器拨回"0"位，再关闭电源，撤去导线。将毫针轻轻捻转几下再起针。

（三）疗程

每日或隔日1次，一般7～10次为1个疗程。如需做第2个疗程，则间隔3～5天再进行治疗。

（四）注意事项

图29 耳穴电针疗法示意图

（1）对首次治疗的患者，首先介绍电针的性能和安全情况，消除患者的恐惧心理。

（2）电针刺激量应根据病情决定。一般用中度刺激，顽固性病症刺激量适当加大。应注意防止发生患者晕针，一旦发生晕针及时处理。

（3）一对导线的正负极应连接在同侧耳郭，使用2根银针以上的，应远距离相接配对。

（4）通电时各毫针间应以干棉球相分离，以免短路，影响疗效或损坏机器。

（5）如单取1穴，1根导线夹在耳毫针处，另1根导线夹捏在患者手中。

（6）通电进行几分钟刺激后，可适当加大输出电流。

（7）注意检查针体、针柄表面是否氧化。氧化可导致导电不良，如有可用细砂纸磨净后再使用。如果针体、针尖已有腐蚀，针尖变钝、颜色发黑，则不能再使用。

第四节　耳穴电夹治疗和耳穴夹治法

耳穴电夹配合脉冲电子治疗仪是根据耳穴治疗原理结合现代科技研制而成的。耳穴具有接受电子治疗信息的特点。而电夹治疗仪所产生的脉冲治疗电流对耳穴起到较强的刺激作用，被人们称为"电子针灸"。不使用电疗仪单用耳夹压迫刺激耳穴的方法称为"耳穴夹治法"，是靠机械物理压迫刺激穴位的方法。现在大多使用的是薛氏专利技术生产的XDM-3型耳穴电疗仪。耳穴电夹治疗及耳穴夹治法的优点是简单方便，患者可自行操作，对近视、扁桃体炎、咽炎、结膜炎、牙痛、头痛、内脏痛、肩痛等病症疗效显著。对不适宜针刺的老弱、小儿患者较为适宜，可以替代针刺和电针刺方法治疗疾病，还可用作耳针治疗后巩固疗效。

一、主治病症及参考取穴

1. 近视眼：眼穴。
2. 耳鸣、听力下降：内耳穴、神门穴。
3. 头痛：枕（或颞、额）、神门穴。
4. 颈、肩、腰、腿痛：神门穴、相应部位（颈穴、肩穴、腰穴、膝穴等）。
5. 高血压：角窝上穴、耳背沟穴（降压沟）。
6. 耳穴电夹治疗适用于耳垂、耳舟、对耳轮、耳轮及耳腔外围部位的耳穴。

可根据病情和病变部位选配穴位或配合埋豆（压丸）法进行治疗。如用于治疗近视、耳鸣耳聋、各类痛症等，常配合耳穴贴压法，可起到增强疗效的作用。治疗时主要夹主穴，其他穴位可贴压治疗。

二、材料准备

1. 薛氏XDM-3型耳穴电疗仪及配套专用耳穴电夹，如图30所示。
2. 自制弹性耳夹。用弹性钢丝制作。将钢丝一头做成圆形，另一头向圆形孔弯成弓形，对准耳穴夹住。
3. 用木衣夹制作。削去木衣夹头部的斜面，留存两面夹点，将木衣夹夹在耳穴上即可。

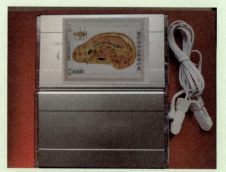

图30　XDM-3型耳穴电疗仪及耳穴电夹

三、治疗方法

1. 检查仪器电源、电线、电夹工作是否正常，连接好导线和耳穴电夹。

2. 根据病情取一对或几对耳穴，如治疗近视眼可取眼穴、肝穴，可一侧耳朵先治疗上述两个穴位，20分钟后再治疗对侧耳穴，也可夹治两侧耳的眼穴。

3. 先将耳夹的金属导电头或耳穴皮肤用水涂湿，夹好两个电夹，如图31所示；然后再慢慢拨动电位器，由小到大逐渐加大电流，以能忍受为度，适应后可加大电流。

4. 治疗完毕或更换穴位时，应先将电位器开关调至"0"位和关闭开关，取下电夹即可。

5. 耳穴夹治时用钢丝制作的弹性耳穴夹在所选耳穴上即可，如图32所示。不用通电，单行夹治，靠其自身的压力刺激穴位产生作用。

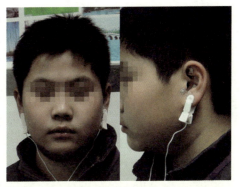

图31 耳穴电夹治疗示意图

四、疗程

一般慢性病可视病情每日治疗1次，每次时间为20～30分钟，每10天为1个疗程。每疗程间可休息1～2天，也可连续治疗。急性症状如痛症可每日多次治疗，以便及时缓解症状。

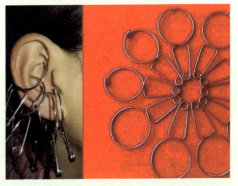

图32 耳穴夹治法示意图

五、注意事项

1. 连接导线及固定电夹前，一定要检查并将电流开关调至"0"位，以避免突然强刺激对患者造成不适。

2. 电流大小以患者能耐受为度，最好由患者自行调节，不可盲目加大电流。对幼儿及体弱者不要用大电流强刺激。

3. 对初次接受治疗的患者应耐心说明并消除患者的恐惧心理，以免发生晕针。

4. 穴位炎症及破损、感染者忌用。

第五节　全覆盖电子耳模治疗法

随着耳穴诊治法的广泛应用，其疗效不断提高，能够治疗病症的种类越来越多。全覆盖电子耳模是熊氏在其原有耳模技术的基础上研制而成的。目前已广泛应用于临床实践中，取得了较好的疗效，全覆盖电子耳模如图33所示。

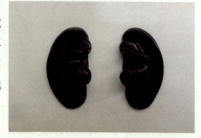

图33　全覆盖电子耳模示意图

一、全覆盖电子耳模治疗原理

耳朵上有近百个与全身各部位相连的穴位。其分布就像倒置的胎儿，耳朵正面就是人体的一个投影，它包含着人体的全部信息。耳穴具有接受各种刺激信号（包括电子信息）的特点，全覆盖电子耳模是用具有良好导电性能的导电橡胶，按人体耳郭的基本形态制作而成的；并设计了不同规格，以适应大小不同的耳郭。耳模通过导线与专用电疗仪相连接并通电，通过对耳穴阳性反应点的自动搜索和电刺激产生治疗作用。全覆盖电子耳模与老式耳模的区别是，其不仅能对耳甲部分穴位进行刺激，还能对耳轮、耳舟、对耳轮、对耳屏、耳垂的更多耳穴进行刺激，从而产生更广泛的治疗作用。全覆盖电子耳模还具有自动选穴治疗相关疾病的功能。其原理是耳穴具有"变阻特性"（陈巩荪、朱兵等提出）。研究发现与疾病相关的穴位电阻较低，这种低电阻特性被称为良导性。此特性为耳穴诊断及全覆盖电子耳模的自动选穴功能提供了条件和依据。

二、全覆盖电子耳模治疗特点

1. 方法简便易操作

患者在家可以随时自行进行治疗、保健，安全可靠，使用方便，一看就会，不需掌握穴位，自动选穴，自动治疗，一戴了之，患者易于接受。

2. 适应证广

因为是全覆盖作用，可以同时作用于耳郭正面绝大多数耳穴，所以可对多种疾病进行同时跟踪治疗，达到一法多病、异病同治的功效。临床验证对百余种常见病症和部分疑难病、慢性病能起到治疗和辅助治疗的作用。适用人群广泛，老少皆可使用，尤其适用于中老年人、各种慢性病患者、老年病患者，还适用于亚健康、肾虚体弱、免疫力低下、易感冒的人群。

3. 具有实用价值

全覆盖电子耳模技术先进、经济、安全，有较好的实用价值，既可治疗疾病，又可保健预防。对耳穴诊治法的推广和广泛应用有积极的意义，使耳穴诊治法进入家庭更加容易，使许多慢性病患者能够长期坚持治疗。

4. 安全无副作用

对人体功能可起到双向调节和良性调节作用，具有自然疗法的优势。

三、全覆盖电子耳模治疗作用

1. 治疗疾病的作用。
2. 预防疾病的作用。
3. 保健抗衰的作用。
4. 康复和巩固疗效的作用。

全覆盖电子耳模通过电子脉冲治疗仪发出的脉冲电流，对耳穴起到电子针灸、电子按摩的作用，一般可用来治疗和辅助治疗各种常见病、慢性病、老年病。亚健康人群、某些疾病高危人群经常使用，具有激发人体免疫功能的作用，并具有较好的保健与美容功效。

四、全覆盖电子耳模治疗病症

经临床验证，全覆盖电子耳模可治疗、辅助治疗如下病症。

1. 神经系统：头痛、头晕、失眠、脑血管意外后遗症、脑血栓、癫病、坐骨神经痛、肋间神经痛、三叉神经痛。
2. 消化系统：胃痛、胃炎、肠炎、胃及十二指肠溃疡、恶心、呕吐、打嗝、便秘、消化不良、小儿脾胃虚弱。
3. 呼吸系统疾病：感冒（上呼吸道感染）、咳嗽、发热、支气管炎、哮喘、胸痛。
4. 五官科疾病：美尼尔综合征（眩晕）、耳鸣、耳聋、听力下降、中耳炎、扁桃体炎、咽炎、鼻炎、过敏性鼻炎、近视眼、结膜炎、青光眼、早期白内障、牙痛。
5. 外科病症：腰腿痛、颈椎病、肩周炎、胆囊炎、胆道感染、胆石症、前列腺炎、急性扭挫伤、外伤性疼痛、落枕、骨质增生、关节炎、腰椎间盘突出（可配合腰间盘按摩电极）。
6. 循环系统疾病：高血压、冠心病、心律不齐、心肌炎、无脉症、心慌、胸闷、低血压。
7. 内分泌疾病：糖尿病、甲亢、更年期综合征、单纯性肥胖。
8. 妇科疾病：月经不调、痛经、子宫肌瘤、附件炎、盆腔炎。
9. 儿科疾病：小儿厌食症、小儿多动症、小儿营养不良、小儿遗尿、儿童生长发育缓慢、小儿智力发育不全。
10. 其他：减肥、美容（祛斑、减皱）、考试前紧张综合征（镇静健脑）、过敏体质、肾虚、抵抗力下降、体弱易病等。

五、全覆盖电子耳模治疗方法

全覆盖电子耳模治疗如图34所示。

1. 根据个人耳郭大小选用适用耳模（如图34所示）。

2. 首先将耳郭正面和耳模沾湿，双耳再分别戴入左、右耳模，用专用耳夹将其固定，并用导线连接至专用脉冲电疗仪上。

3. 打开电疗仪开关，逐渐调节电流强度到以能耐受为度。

4. 治疗时间为每天1次，每次约20～30分钟，必要时可每天治疗2次。每10次为1个疗程。慢性病需坚持长期治疗，用于止痛时可随时治疗。

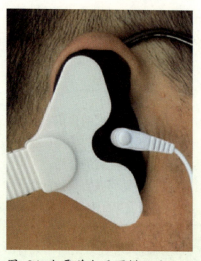

图34 全覆盖电子耳模治疗示意图

第六节　耳穴埋针法

耳穴埋针法也称为嵌针法，是将皮内针埋于耳穴内，作为一种微弱而持久的刺激达到治疗效果的方法。适用于治疗常见慢性病、疼痛性疾病。对体弱或因其他原因不能每天接受治疗的患者较为适用。某些疾病在治疗后需巩固疗效，亦可采用本方法。

一、材料准备及操作方法

（一）材料准备

皮内针有2种，一种状似蝌蚪，另一种为揿钉式，皮内针如图35所示。

（二）操作方法

（1）选取耳穴压痛点及电测敏感点，确定后用探笔或探压棒加压做标记。

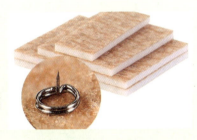

图35　皮内针示意图

（2）耳郭进行严密消毒后，操作者左手固定耳郭，绷紧埋针处皮肤，右手用镊子夹住消毒的皮内针针柄，轻轻刺入所选取穴位皮肤内，然后再用胶布固定，如图36所示。

（3）一般单耳埋针即可，必要时可埋针在双耳。每日自行按压3次，留针3～5天，7～10次1个疗程。

二、耳穴埋针法注意事项

1. 严密消毒耳郭，以防感染。
2. 耳郭有炎症或冻伤时不宜埋针。
3. 埋针后可嘱咐患者每日自行按摩3～4次，加强刺激，提高疗效。
4. 埋针处不要被水淋湿浸泡，夏季埋针时间不宜过长，以免感染。局部胀痛不适需及时检查，如有感染应及时处理。

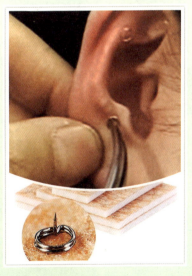

图36　耳穴埋针（嵌针）治疗示意图

第七节 耳穴灸法

耳穴灸法是以药线、线香、艾条、耳灸仪等点燃后的温热作用刺激耳郭和耳穴治疗疾病的一种方法。它具有温经散寒、疏通经络的作用。本法多用于虚症、寒症、痛症等。根据采用的材料不同,耳穴灸法分为以下5种。

一、艾条灸

1. 艾条温和灸:将燃着的艾条对准施灸穴位,于距离皮肤约2厘米处熏灸,固定不动,以患者局部有舒服的温热感并出现红润为度,每次灸1~3穴,每穴5~10分钟为宜。艾条灸如图37所示。

2. 艾条熨热灸:右手持艾条,将燃着的一端对准施灸耳穴,距耳郭皮肤2厘米左右,如熨布一样来回施灸,以灸处皮肤有温热感,并出现红润为度。每次灸5~10分钟,此法适用于耳部湿疹和耳软骨炎及全身保健。

3. 艾条雀啄法:右手持艾条,将燃着的一端对准施灸部位,距耳穴皮肤2厘米左右,如小鸟啄食一样,一起一落地施灸,以灸处皮肤有温热感和出现红润为宜。每次灸1~3穴,每穴5~10分钟。此法适用于幼儿及耳部感觉迟钝者。

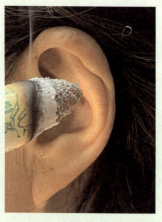

图37 艾条灸示意图

二、苇管器灸

用成熟的苇管粗细两节套制成苇管器,粗段长约4厘米,管口直径约0.8~1厘米,切成下鸭嘴形,再在其上放薄铅片或薄铁片,以防艾条烧坏;细段长约3厘米,管口直径0.6~0.8厘米。粗细两节套接,接口处用胶布固定,细段端用单层胶布封闭。

1. 操作方法:将花生米大小一撮艾绒放入苇管器,用线香点燃,右手持苇管器插入耳孔内施灸,以耳孔感受温热为度,每次3~9针,每日灸1~2次。

2. 适应证:面瘫、耳郭痛、虚火牙痛效果显著。

3. 注意事项:耳孔有破溃、湿疹者禁用。

三、药线点灸

药线点灸为广西壮族民间的一种疗法。药线是用麻线浸泡进由麝香等药物配制的药酒中而成。适用于畏寒、发热、肿块、痿痹、疼痛、麻木不仁、瘙痒7种症状。

1. 操作方法

操作者用拇指、食指持线的一端点燃,待线头现红炭火珠(忌用火苗)时,对准穴位,顺应腕力，拇指指尖稳而敏捷地将线火头点按于穴位上，按下火灭即为1次，灸处有轻微的灼热感。如不愿直接点灸，可将火珠头置于距穴位皮肤约1毫米处熏灸。急性及重症患者每天1次，慢性病患者每天或隔天灸1次。一般10天为1个疗程，每疗程间隔1周。

2. 注意事项

（1）必须掌握火候，线头点燃炭火有个由旺渐弱的过程。病重、耐受力强者用旺火点灸，耐受力差、病轻和小儿用弱火点灸。

（2）灸后局部有轻度灼热感或辣、痒感，直接灸者表皮可出现轻微损伤，这可以起到持续的刺激作用。告诫患者不要用手抓，以防感染。

（3）配合特定体穴点灸，可起协同治疗作用，能提高疗效。如莲花点：在病变部位的周边和中央呈莲花形点灸，适用于一些皮肤病；葵花点：在病变部位的周围和病损中心呈葵花形点灸，适用于顽固癣类和皮疹类病症；脐周四穴：以肚脐为中心，上、下、左、右各旁开1.5寸，适用于胃肠病、月经病。

四、线香灸

线香灸是用卫生香、细檀香等点燃后熏灸穴位的一种方法，适用于虚、寒、痛、痿、痹、痒、肿为主的急性或慢性病。线香灸如图38所示。

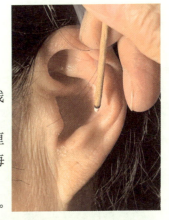

操作方法：持点燃的卫生香对准穴位，于距离皮肤约1厘米处熏灸，以局部有舒服的温热或灼痛感为度。双耳皆灸，每次穴位不宜过多。通常每侧选取2～3穴，每穴灸2～5分钟，局部出现微潮红即可。每日或隔日1次，7～10次为1个疗程。每疗程间隔约5天。

图38 线香灸示意图

五、耳灸仪灸

耳灸仪灸是用诸如武汉时代珍传医疗器械有限公司生产的微砭耳灸仪（如图39所示）、杏林众聚医药科技有限公司最新研发的电子耳灸仪（如图40所示）等进行耳郭灸疗。这些耳灸仪具有佩戴使用方便的特点。灸全耳相当于对全身进行保健、治疗或辅助治疗，有很好的疏通经络、祛瘀散寒、温补机体、调整脏腑、提高机体免疫功能的作用。一般每天灸1次即可。

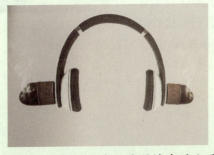

图39 武汉时代珍医疗器械有限公司传生产的微砭耳灸仪示意图

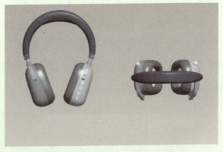

图40 杏林众聚医药科技有限公司最新研发的电子耳灸仪示意图

第八节 耳穴磁疗法

耳穴磁疗法是用磁场作用于穴位使之产生效应的一种疗法，如图41所示。地球上的生物，在其生存及生长的过程中无不受到磁场的影响。有人认为穴位是磁场的聚焦点，而经络则是电磁传导的通路。磁疗就是利用磁体所产生的磁力线透入机体经络，起到促进新陈代谢、改善血液循环、调节神经功能、抗感染、抗炎作用。

一、耳穴磁疗法主治病症

耳穴磁疗法能够消炎、消肿、镇痛、止痒、止泻、镇静，治疗急性结膜炎、急性咽喉炎、咳嗽、哮喘、高血压、神经衰弱、耳鸣、耳聋、皮肤病等病症。

二、耳穴磁疗法治疗方法

1. 直接贴磁片法：明确诊断后，将两片磁片对置于所选耳穴部位，耳朵前、后各一片，直接贴于皮肤上即可自动吸附。注意将磁珠或磁片的异名极在耳郭前后相对贴好，这样才能使磁力线集中穿透穴位，更好地发挥作用。两耳交替或双耳同时进行磁疗，但每只耳朵同时贴磁片不宜超过2片。感觉疼痛明显或1小时左右可以换至其他穴位，每次选2～3个穴位轮换贴磁片。连续治疗3～5天，休息1～2天后再治。晚上睡觉时不能行磁片治疗。

2. 磁珠贴压法：磁珠贴压法与耳穴贴压法的操作相同（详见本章第一节）。每次贴敷3～5天，休息1～3天后再贴，10次为1个疗程。

3. 间接贴磁法：用薄层的脱脂棉将磁珠或磁片包起来，而后固定贴于穴位上，这样可减少因磁片直接作用于皮肤而产生副作用。也可用薄脱脂棉包裹的磁珠塞在外耳道中，可治疗耳鸣、耳聋。

4. 埋针加磁法：先按照埋针法埋入耳针，然后在针柄上再敷上一颗磁珠用胶布固定，使磁场通过针体导入患者体内，可以较长时间地刺激，每日1次，本法对皮肤病及痛症效果好。

5. 磁泥疗法：将中药磁石粉、莨菪碱、薄荷脑、长效磺胺、黄连素按一定比例配制好，研成粉末，加适量冬青油，搅匀后加些开水调成糊状，取少量涂于耳穴上。白天涂上，晚上洗掉。

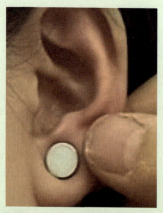

图41 耳穴磁疗（磁片）治疗示意图

三、耳穴磁疗法注意事项

1. 孕妇及小儿慎用磁片治疗。
2. 贴磁片前要注意耳穴区清洁,穴位皮肤破损者不宜进行耳穴磁疗。
3. 注意一个部位不能贴磁片时间过长,以免局部损伤和产生过敏现象,夜间睡觉时必须取下磁片。
4. 贴磁片时应尽量避免汗液浸润及水浸。
5. 皮肤出现红肿瘙痒甚至溃烂等过敏现象应立即停止磁疗。

第九节　耳穴贴膏法

耳穴贴膏法是用有一定刺激性的橡皮药膏贴在穴位上的一种方法，通过药物的刺激作用产生治疗效应。耳穴贴膏法的特点是简便、安全、实用。

一、耳穴贴膏法主治病症

耳穴贴膏法具有通经活络、行气活血、祛风除湿、镇静止痛等功效。本疗法因选择膏药的不同，适用于内脏疼痛、头痛、腰腿痛、四肢关节痛、肌肉疼痛等不同病症。还可辅助治疗气管炎、胃痛、头痛、冠心病、高血压、鼻炎、咽喉炎、咳嗽、哮喘等。

二、耳穴贴膏法材料准备

选用消炎止痛膏、伤湿止痛膏、麝香止痛膏、香桂活血膏、活血镇痛膏等，这些药膏渗透力强，利于疏通经络，活血止痛。

1. 消炎止痛膏：是临床最常用的一种贴膏，任何患者均可应用。
2. 香桂活血膏：芳香味强，能疏通经络、行气活血、散寒祛湿，适用于关节痛、腰腿痛、类风湿等病症。
3. 活血镇痛膏：含刺激性药物，渗透力强，能行气活血，通络止痛，适用于心血管、脑血管疾病。
4. 伤湿止痛膏：含刺激性药物，渗透力强，能祛湿、通络、止痛，适用于风湿性关节炎、类风湿、关节炎等病症。
5. 关节止痛膏：含刺激性药物，渗透力强，能通经、活络、止痛，适用于各种关节炎，以及颈椎、胸椎、腰椎及四肢关节疼痛。

三、耳穴贴膏法操作方法

1. 选择体位：应选择患者舒适、操作者便于操作的治疗体位，临床多采取坐位。
2. 选穴：根据病情选择相应的耳穴或耳部阳性反应点。
3. 消毒：选择消毒过的器具操作，并备好1次性橡皮药膏。用75%酒精棉球、棉签消毒、清洁耳郭施术部位。
4. 操作方法：常规消毒后，将橡皮药膏剪成0.6厘米×0.6厘米的方块，贴敷在选好的耳穴上。耳朵两侧耳穴轮流贴敷，可以先按揉再贴膏，也可先贴膏后按揉，如图42所示。

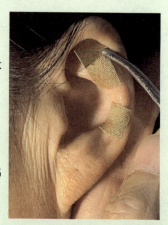

图42 耳穴贴膏疗法示意图

四、耳穴贴膏法疗程

耳穴贴膏法疗程为3～5日更换1次,8～10次为1个疗程,每个疗程间隔3～5日。

五、耳穴贴膏法注意事项

1. 孕妇及小儿忌用刺激性较大的药膏,孕妇慎用具有活血作用的药膏。
2. 贴药膏前要注意耳穴区清洁,穴位皮肤破损者不宜贴膏。
3. 根据药膏的作用,在所适应的范围内应用。
4. 贴敷药膏后,尽量避免汗液浸润及水浸。
5. 皮肤出现红肿瘙痒甚至溃烂等过敏现象应停止贴药膏。
6. 不宜选用存放太久的药膏,若出厂存放超过半年,疗效会明显下降。

第十节 耳穴刮痧疗法

一、耳穴刮痧疗法意义

《黄帝内经》云:"耳者,宗脉之所聚之地"。十二经脉皆通过于耳,它和全身经络及五脏六腑都存在着密切的联系。耳穴刮痧术是根据中医经络学理论循经取穴刮痧术原理而成,是在传统刮痧术基础上发展而来的,是中国传统医学组成部分之一。耳部刮痧能起到行气活血、疏通经络、调理脏腑的作用。当人体脏腑有问题时,在耳郭上的穴位会出现对应的阳性反应点,在这些阳性反应点上刮痧能起到调整脏腑的作用。

耳朵虽小,却是人体从头到脚、从内到外的全息缩影。整个耳朵的全息穴区看起来就像一个蜷缩在子宫里的胎儿。我们可以在耳朵看到头部,在耳窝找到躯干,在上耳轮看到朝上的臀部和蜷缩着的下肢。

全身器官组织在耳朵里都有特定的反射区。耳垂处从下向上依次排列着扁桃体区、眼区、内耳区、下颌区、舌区、牙区;耳轮从下向上依次排列着头区、颈椎区、胸椎区、腰椎区及四肢区;与外耳道相连的下耳窝处是胸腔脏器的全息穴区,排列着肺区、心区;上耳窝处是腹腔脏器的全息穴区,从下向上依次排列着脾区、胃区、肝区、胆区、胰腺区、肾区、小肠区、大肠区、膀胱区。在相应穴区刮痧,就可以对相关部位疾病起到治疗作用。

二、耳穴刮痧的作用及功能

1. 排除毒素:耳穴刮痧可以促进代谢,刮痧能够及时地将体内代谢的"垃圾"刮拭到体表,沉积到皮下的毛孔,使体内的血流畅通、毒素排出。

2. 舒筋通络:现在有越来越多的人受到颈椎病、肩周炎、腰背痛的困扰。这是因为人体的软组织(关节囊、韧带、筋膜)受损伤时,肌肉会处于紧张、收缩甚至痉挛状态,出现疼痛的症状。刮痧能够舒筋通络,消除疼痛,解除肌肉紧张,在明显减轻疼痛症状的同时,利于病灶的恢复。

3. 调整阴阳:中医强调机体阴阳关系的平衡。刮痧对人体功能具有双向调节作用,并且具有改善和调整脏腑功能的作用,使其恢复平衡。

三、耳穴刮痧疗法适应证及主治病症

耳穴刮痧疗法适用于多种急慢性病症,通过临床治疗观察,许多疾病均取得了较好的治疗效果,如扭挫伤、牙疼、头痛、咽喉炎、肩颈腰腿痛、高血压、冠心病、糖尿病、更年期综合征、脑血管疾病后遗症、神经性疼痛、肢体麻木、便秘、肥胖、哮喘、鼻炎、近视等。

四、耳穴刮痧治疗方法

1. 工具的选用：刮具可选用金属（如铜、不锈钢等）、砭石、玉石、牛角等材料，制成尖端扁平，长度、宽度适当，表面光滑钝圆的、便于手握操作的小型刮痧板。

2. 刮痧润滑活血剂：艾草油等（成品有售），也可用香油、红花油、橄榄油等食用油替代，还可以加天然中草药等炮制药物刮痧油，具有消毒杀菌、止痛止血、无毒、无副作用、使用安全的特点。没有刮痧油时也可就地取材，用按摩乳、按摩水等代替。不涂任何润滑剂也可进行刮痧，须掌握好力道和时间。

3. 治疗取穴：对根据病情、穴位功能及病变部位所选的相应部位穴区及耳穴，如耳垂中央眼穴、屏间切迹前后范围、肝区等进行刮痧治疗。其他疾病，如腰疼，重点刮对耳轮上 2/3 腰骶区域范围；颈椎痛重点刮对耳轮下 1/5 颈椎、颈穴区范围；近视治疗还可以配合体穴刮痧，如取睛明穴、承泣穴、翳明穴、攒竹穴、鱼腰穴、丝竹空穴等眼周穴及风池穴、大椎穴、肝俞穴、肾俞穴等。

4. 具体操作方法：戴上 1 次性或医用手套，在耳郭穴位或刮痧板上涂以刮痧活血剂或润滑剂，左手托住耳郭，右手持刮痧板与耳部呈 45°，由上而下，由内向外，顺序刮拭。用力适中均匀，直接在与疾病相对应和相关的穴位上刮拭 15～20 下左右，如图 43 所示。凡有病源之对应穴位，其表则出现红紫色小痧点，一般 3～6 天刮治 1 次。刮处无痛，痧斑消退后，可进行下次刮治，直到疾病痊愈或好转。

耳穴刮痧疗法具有操作简便、疗效好、无副作用的优点，既可用于疾病的治疗，又可用于健康保健。在操作时可以不分地点，随时随地为患者治疗。

五、耳穴刮痧注意事项

1. 耳部刮痧前要注意局部皮肤的消毒，以免感染。
2. 须准备刮痧油，润滑局部皮肤以免造成刮痧处皮肤破损。
3. 刮痧过程中注意用力适当，以患者耐受为度，以免造成过度损伤或引起患者疼痛不适。

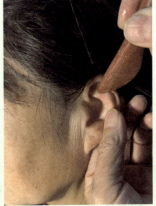

图 43 耳穴刮痧治疗示意图

第十一节 耳穴（耳郭）按摩法

耳穴按摩法是在耳郭的不同部位，用双手进行按摩提捏的一种治疗与辅助治疗方法，也是耳穴保健的主要方法。该法可长期应用，没有痛苦，对某些疾病的治疗，如头痛、神经衰弱、高血压等有辅助效果。每日早晚长期按摩耳郭，可以激发精气、通经活络、调理脏腑、健脾培中、补肾聪耳，具有良好的保健作用，故有"修其城廓"之称。其按摩方法如下。

一、全耳腹面按摩法

双手掌心相对，快速摩擦至发热后，按摩耳郭腹背两面。先将双手掌心按住耳郭向后按摩正面，然后向前摩擦并使耳朵自然反折按摩耳郭背面，如此反复摩擦正面、背面各18～20次，使全耳发热、发红，如图44所示。此法振奋脏腑，流通经络，用于防治经络、脏腑病症，对全身各部位均有保健作用，属于最简便、最常用的按摩方法。该法有养生保健、益寿延年的作用，常用于日常保健。

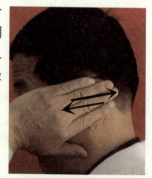

图44 全耳腹面按摩法示意图

二、手摩耳轮法

古代养生法曾提出："以手摩耳轮，不拘遍数，此所谓修其城廓，以补肾气，以防聋聩……亦治不睡也。"具体操作方法为双手握空拳，以拇指、食指指腹或食指桡侧缘相对，沿耳轮（包括对耳轮）上下来回推摩，直至耳轮充血发热即可，如图45所示。此法可防治阳痿、尿频、尿急、尿痛、颈肩痛、腰腿痛等。此法还具有补肾益脑、聪耳明目、健脾和胃、养生保健作用。每日早晚各1次，每次按摩20余下。对因脾胃不和、脾阳不升等引起的腹泻、便秘、痔疮、脏器下垂等有较好的辅助治疗作用，并可防治颈椎病、心悸、胸闷、头痛、眩晕等病症。

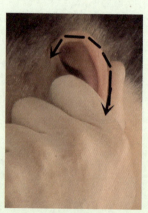

图45 手摩耳轮按摩法示意图

三、猿猴摘果法

本法也称提拉耳尖法，操作方法是用双手拇指、食指夹捏耳郭尖端，向上提揪、摩擦，使局部发热、发红为度，如图46所示。按摩耳尖穴有镇静、止痛、抗过敏、息风退热、清脑明目、聪耳

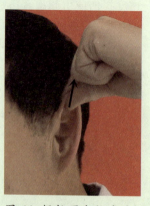

图46 提拉耳尖按摩法示意图

美容等功效。可防治头晕、头痛、失眠、高血压、发热、眼病、咽喉疾患、痤疮及各类皮肤病等。每日早晚各 1 次，每次 20～30 下。

本法刺激的主要穴位是耳尖穴，故其功能和用处同耳尖穴，并有牵拉耳郭对其他穴位的刺激作用，故有广泛的治疗作用。

四、双凤展翅法按摩法

本法亦称揪拉耳垂法。以双手食指放置耳屏内侧后，将食指、拇指揪拉对耳屏、耳垂，自内向下再向外提拉耳垂，手法由轻到重，以局部发红、发热为度，如图 47 所示。此法可防治头痛、头昏、神经衰弱、耳鸣、眼疾、小儿高热惊厥、面部疾病等，亦有预防感冒的作用。可健脑、美容，是美容要法（因面部穴位集中在耳垂区），还具有清热解表、聪耳明目等功能，以及辅助治疗面部和肺部疾患等。每日早晚各 1 次，每次操作 20～30 下。

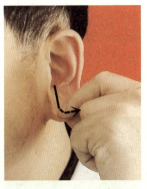

图 47 揪拉耳垂按摩法示意图

五、全耳按摩法

双手食指自三角窝始，经耳甲艇、耳甲腔，沿对耳轮、耳轮按摩结束，反复按摩数遍。如心肺及呼吸道疾病可重点按摩耳甲腔；消化、泌尿系统疾病可重点按摩耳甲艇。或以对耳轮为按摩的起始点，拇指、食指从对耳轮体开始，向对耳轮上脚、对耳轮下脚处按揉，经三角窝、耳甲艇、耳甲腔，再以拇指、食指指腹揉捏耳屏、对耳屏，然后再按揉耳舟、耳轮脚、耳轮，最后以揉捏耳垂结束。按摩路线为对耳轮→对耳轮上脚→对耳轮下脚→三角窝→耳甲艇→耳甲腔→耳屏→对耳屏→耳舟→耳轮脚→耳轮→耳垂，重复按摩 4～5 遍。全耳按摩时，可依据病情重点按摩某一耳穴分区，如妇科疾病，可重点按揉三角窝；脊柱疾病可重点按摩对耳轮；心、肺及呼吸系统疾病，可重点按揉耳甲腔；内分泌系统疾病可重点按摩耳屏和屏间切迹，如图 48 所示。全耳按摩法具有保健、美容、抗衰老的作用，可用于预防和治疗全身性疾病。

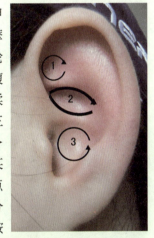

图 48 全耳按摩法部位示意图

以上 5 种方法可组成一套"耳穴按摩保健操"，是"耳穴按摩保健法"的主要手法。简便易行，老少皆宜，已在全国及世界许多国家、地区广泛推广流行。作为一种简便易行、省时省力的保健、辅助医疗的方法，每天早晚坚持做两遍大有裨益，等于进行了一遍全身保健按摩，即所谓的"耳常揉、保健康"。

六、耳郭分区按摩法

1. 耳屏内侧（耳道口）按摩法

此法又称黄蜂入洞按摩法。将两手中指或食指指尖分别插入耳道口，指腹向前，与耳屏内侧相抵，做来回旋转动作，即指腹面来回摩擦耳屏内侧区，以局部发红，有热感为度。或将拇指置于耳屏外侧，拇指、食指指腹相对揉捏、搓揉耳屏，以耳屏内侧发红、发热为度，如图49所示。此法具有清热解毒、清喉利咽、镇静止痛等功效。可用于防治感冒、咽喉炎、扁桃体炎、气管炎、支气管炎、哮喘、鼻炎、鼻衄，以及三叉神经痛、偏头痛、头晕、脑神经功能紊乱引起的病症。

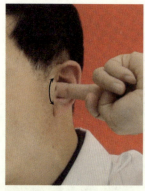

图49 耳屏内侧（耳道口）按摩法示意图

2. 全耳背按摩法

用双手食指、中指对准耳背按摩，先上后下，反复15～30次。此法可醒神健脑、补肾壮骨、治疗脏腑、颈、腰、背、四肢关节等疼痛，如图50所示。有健脑、聪耳、明目、补肾、降压、止痛、健身等作用。

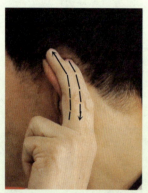

图50 全耳背按摩法示意图

3. 对耳屏按摩法

用拇指和食指指腹相对捏住对耳屏，由轻到重地用力，对对耳屏进行揉捏、掐按或搓摩，以局部发红，有热、胀、痛感为度，按摩2～3分钟，如图51所示。此法具有镇静、安神、止痛等作用，可用于治疗头痛、头晕、失眠、心慌、心绞痛等病症。

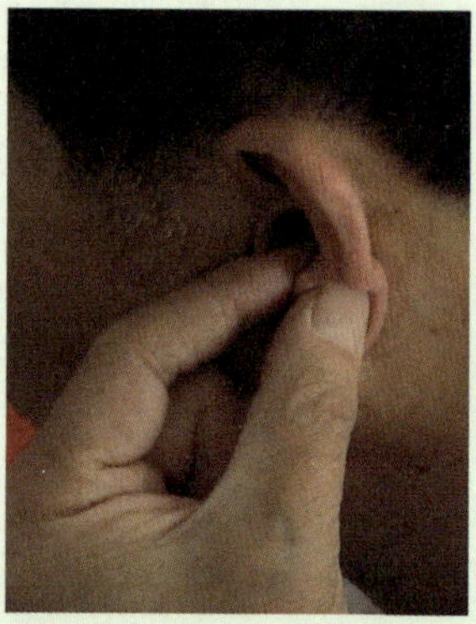

图51 对耳屏按摩法示意图

4. 三角窝按摩法

食指指腹置于三角窝处，由轻到重做环形揉动或摩擦数十次，使之发红、发热，必要时可以用指尖点按，以加强刺激，如图52所示。此法具有疏肝、镇静、止痛的作用，可用于防治妇科及泌尿生殖系统疾病，如月经不调、痛经、子宫肌瘤、肾虚阳痿、前列腺炎等，以及疼痛性疾病。

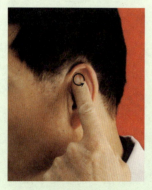

图52 三角窝按摩法示意图

5. 耳甲艇按摩法

将食指指腹与耳甲艇相接触，由轻到重反复做环形摩擦，以局部发红、发热为度。向上摩擦时可刺激肾穴、输尿管穴、膀胱穴、前列腺穴、胰穴、胆穴、肝穴等穴位，向下摩擦可刺激十二指肠、小肠、阑尾、大肠穴。脏腑病变时可强刺激相应穴区，如图53所示。此法具有利尿、消肿、促消化等作用，可防治消化系统和泌尿系统疾病。

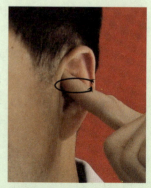

图53 耳甲艇按摩法示意图

6. 耳甲腔按摩法

将食指或中指指腹置于耳甲腔，由轻到重做环形摩擦数十次，以局部发红、发热为度。此法可刺激心穴、肺穴、口穴、气管穴、食道穴、贲门穴、脾穴、皮质下穴、内分泌穴、三焦穴等穴位，如图54所示。具有清肺、宽胸理气、养心安神等功用，可用于防治心、肺、气管、食管、脾胃等脏腑疾病，亦可调节内分泌。

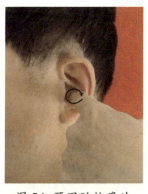

图54 耳甲腔按摩法示意图

7. 降压沟按摩法

将食指指腹置于耳背上部的耳背沟（降压沟）处，由轻到重上下来回摩擦数十次，以局部发红、发热为度，如图55所示。此法有清脑、止晕、降压等功效，主要用于防治高血压。

8. 对耳轮按摩法

以食指指腹上下摩擦对耳轮部，或食指在耳前按住对耳屏下端的颈椎段，拇指在后揉捏，由下向上，紧揉慢移，直至对耳轮上脚处，然后由上向下揉捏，如此反复按摩十余遍，如图56所示。此法主要刺激脊柱和下肢的耳穴区，具有强腰壮骨、止痛及防止运动功能衰退的作用，可用于防治颈椎病、腰腿痛、胁肋胀痛及骨质增生、关节炎、骨质疏松等病症。

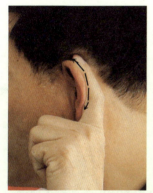

图55 降压沟（耳背沟）按摩法示意图

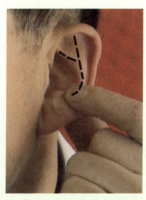

图56 对耳轮按摩法示意图

9. 耳根按摩法

将中指指腹按住耳屏处，食指指腹置于耳后的耳根处夹捏住前后耳根，由轻到重，上下来回摩擦，以局部发红、发热为度，如图57所示。耳根是神经和经络的集中交会处，经常按摩耳根可以起到良好的保健作用，并可防治耳鸣、心慌、头晕、鼻塞等病症。

10. 拔耳法

双手握空拳，夹捏住耳轮部向外牵拉十余次，如加上摩擦的手法则效果更佳，如图58所示。此法具有镇静、健脑、退热等功用，可用于全身保健和防治颈肩腰腿痛、肩周炎、网球肘等病症。

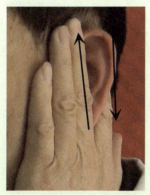

图57 耳根按摩部位示意图

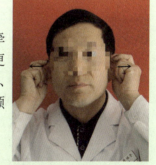

图58 拔耳按摩法示意图

11. 掩耳弹脑法

此法又称鸣天鼓。以双手掌根按住耳郭，将手指平放在枕后，食指放在中指上，然后用力滑向头部枕骨，击打后枕部，耳中如闻鼓声，反复20余次，如图59所示。此法具有健脑、聪耳的功效。

七、耳穴穴位按摩法

本法亦称强化耳穴按摩法，主要是相对准确地按摩刺激相关耳穴，以达到一定的治疗作用和及时缓解症状的目的，常见有以下6种方法。

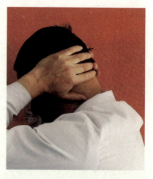

图59 掩耳弹脑按摩法（鸣天鼓）示意图

1. 耳穴点按法：采用弹簧压力棒、压痛棒及自制点压棒（用金属、竹、木等做成粗细适当、头端圆钝、光滑的棒状），点按与疾病相关的穴位或用指尖对准穴位点按，每穴点压1～2分钟，压力由轻到重，可反复操作数次以局部有胀热痛感为宜，如图60所示。此法有止痛、镇静等作用，可用于治疗疼痛，并有预防保健、养生之功效。点按法还可用于诊断疾病，在耳穴诊断中称"耳穴压痛法"，不仅有诊断价值，还有良好的治疗价值。

2. 耳穴掐按法：用双手食指对准耳前穴位点，拇指对准耳后与耳前相对应的穴位点进行掐按、揉捏，手法由轻到重，以能耐受程度为度。体弱者可用轻手法，体壮者可用重手法，每次点掐按3～5穴，每个部位可持续掐按5～10秒，反复操作数次，如图61所示。此法具有镇痛、醒脑开窍等作用，适用于疼痛疾病如牙痛、头痛、胃脘痛、肝区疼痛等，并可治疗感冒、鼻塞流涕，晕针者亦可采用。

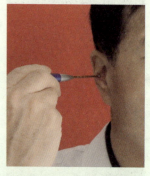

图60 耳穴点按法示意图

3. 耳穴揉按法：对准穴位区、穴位点用压痛棒或食指尖以顺时针方向揉按，压力由轻入重，以局部有热胀感、舒适感为宜。此法适用于婴幼儿或体质敏感者，治疗疼痛性疾病、消化不良等。耳穴按揉法是按法与揉法的复合动作，包括按揉法和探棒按揉法两种。耳穴按摩主要运用指按揉法，其动作要领为用手指螺纹面置于治疗部位，前臂和手指施力，进行节律性按压揉动。要求按、揉并重，做到按中含揉，揉中寓按，刚柔相济，绵绵不绝。注意按揉法的节奏，既不要过快，又不可过慢。

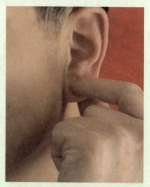

图61 耳穴掐按法示意图

4. 耳部提捏法：术者肩、肘关节放松，腕关节略背伸，用拇指与食指、中指相对用力挤压并向外提拉患者耳郭。施力时要做到力量对称、均匀、柔和，连续不断。移动要缓慢，循序而动，均匀且有节律，不可断断续续，更不能跳跃、停顿。

5. 耳部擦法：手指贴附于耳郭表面，较快速地往返直线运动，使之摩擦生热，称为擦法。动作要领为用单指（拇指）或两指（食指、中指）着力于治疗部位，拇指或食指、中指做擦、搓的运动，使手指的着力部分在耳郭表面做适度均匀的直线往返快速擦动。须注意着力部分要紧贴耳郭表面，压力适中，移动方向沿直线往返操作，往返距离应尽量拉长。动作要连续不断,速度要均匀且快。

6. 耳部摩法：拇指或食指、中指、无名指与小拇指并拢,掌指关节自然伸直,腕关节略屈,以指腹面附着于治疗部位,做环形而有节律的按摩。要求动作缓和协调,用力宜轻不宜重,速度宜缓不宜急,上肢及腕掌要放松,轻放于治疗部位,前臂带动腕关节及着力部位做环形活动。常规每日1～2次,10次为1个疗程。一般双耳可同时进行按摩操作。

八、耳穴按摩法的作用及功能

耳穴按摩法适用于多种疾病的辅助治疗,也是全身性疾病辅助治疗最为有效的方法之一。长期坚持耳穴按摩,可以起到疏通经络气血、调节脏腑功能、强身补肾、提高体质、益脑聪耳等作用,多用于养生保健。

九、耳穴按摩法操作注意事项

1. 按摩力度由轻到重,用力均匀,快慢适中。按摩时要精力集中,真正做到意到、力到、气到。
2. 耳郭如有炎症、外伤、严重冻伤、皮肤破损时,不宜用此法。
3. 按摩次数不可过多,耳穴按摩法是长期的保健和医疗方法,每日按摩一定的次数即可,过多则易造成皮肤损伤。
4. 给儿童按摩耳郭时,动作应轻柔,以免造成小儿耳郭皮肤及软骨损伤。
5. 在掐捏耳穴时,用力应适当,不可掐破皮肤。
6. 在做搓擦、摩擦手法时力道要适中,次数不可过多,以免造成皮肤损伤。
7. 若在手指和手掌干裂、粗糙等情况下按摩,易损伤耳郭皮肤,按摩耳朵时最好用润肤油涂抹双手。
8. 操作前应剪短、磨光指甲,以免划破皮肤。

第十二节　防治近视揉耳操

一、防治近视揉耳操定义

　　针灸、推拿按摩、耳穴按摩等是中国传统医学宝库中的重要组成部分，耳穴（部）按摩是耳穴保健的重要方法之一。少年儿童防治近视揉耳操是根据耳穴保健方法原理编创而来的。古代医学经典《黄帝内经》中多处论述了按摩法的临床辨证施用，其中有"耳者，宗脉之所聚也""夫十二经脉者，内属于脏腑，外络于肢节"的说法。它说明耳与全身、与五脏六腑、四肢百骸均密切相连，按摩耳朵就能疏通全身经络、调和气血、调整脏腑功能，从而达到强身健体的作用。如经常按摩耳穴眼区穴位，有明目、防治近视，增进眼健康的功效。

　　防治近视揉耳操简便易学、省时省力、行之有效，适用于学龄前儿童、青少年、用眼过度人群等。在学校推广时可以配合眼保健操操作，发挥协同作用，以提高防治近视的效果。防治近视揉耳操共5节。

二、防治近视揉耳操操作方法

第1节　全耳按摩法

以双手掌心按住耳朵正面，向后摩擦耳朵正面，再向前按摩耳朵背面，反复摩擦耳朵正面、背面，使耳朵有发热感，刺激耳郭及相关耳穴部位，对代表全身、头部、肢体的穴位进行保健，如图62所示。做4个8拍。

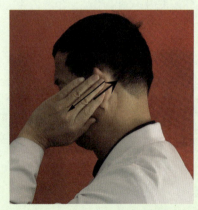

图62　全耳按摩法示意图

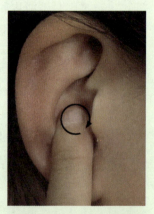

图63　揉耳甲腔示意图

第2节　揉耳甲腔

以食指指腹按揉耳甲腔（耳孔外凹陷处），做环形摩擦，对肺穴、心穴、气管穴、口穴、食道穴、脾穴、三焦穴、内分泌穴等穴位进行保健，如图63所示。做4个8拍。

第3节　揉耳甲艇

以食指指腹按揉摩擦耳甲艇，对肾穴、膀胱穴、胰腺穴、胆囊穴、肝穴、大肠穴、小肠穴等穴位进行保健，如图64所示。做4个8拍。

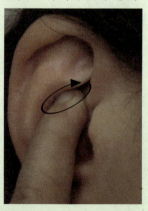

图64　揉耳甲艇示意图

第4节 捏屏间切迹

以拇指、食指对捏屏间切迹（耳垂上方与耳孔外之间凹陷处），按摩刺激防近视穴、目区耳穴进行保健，如图65所示。做8个8拍。

第5节 捏耳垂中央（眼穴）

以拇指、食指对捏耳垂中央眼穴，对眼穴位进行保健，见图66所示。做8个8拍。

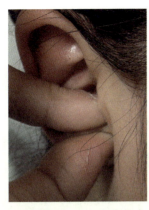

图65 捏屏间切迹示意图

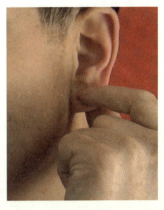

图66 捏耳垂中央（眼穴）示意图

三、操作要领

操作时坐姿、站姿均可，头与身体要垂直，两脚与肩平行，两眼可微闭，全身要放松，手法要自如，两手可搓热，轻重要适当，注意力要集中。每天做两次，学生上学时可在课间做两次，可与眼保健操配合做。在长时间看书、写作业、看手机、玩平板电脑后随时做一遍，可以起到眼保健、缓解眼疲劳、防治近视的作用。

操作时默念口诀如下。

一揉耳前后，全身经络气血畅。

二揉耳甲腔，心肺气管脾脏健。

三揉耳甲艇，肝胆肠胃尿路顺。

四捏屏间切迹，防治近视有奇效。

五捏耳垂眼穴，眼睛明亮又清爽。

第十三节 眼保健操

一、眼保健操原理

眼保健操涉及应用的穴位都是针灸经络常用的治疗眼病的穴位，主要有太阳穴、四白穴、风池穴、耳垂中央的眼穴、上眼眶的攒竹穴、鱼腰穴等，眼周穴位如图67所示。督脉穴位于头部的穴位包括神庭、前顶、百会、后顶。通过对这些穴位的按摩，可增加眼部血液循，缓解视疲劳。只要长期坚持，便能起到保护视力的作用。

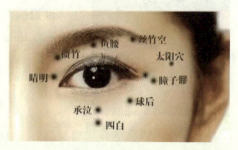

图67 眼周穴位图

二、眼保健操的操作方法

第1节 按揉耳垂眼穴，脚趾抓地

用双手拇指和食指的指尖夹捏住耳垂中央的眼穴。其余三指自然并拢弯曲，伴随着音乐节拍有节奏地按揉穴位。每按揉1次为1拍，连做4个或8个8拍，如图68所示。同时双脚全部脚趾按音乐节拍，有节奏地做抓地动作。

第2节 按揉太阳穴，刮上眼眶

用双手大拇指的螺纹面按在太阳穴上，其余4指并拢弯曲。伴随着节拍，以大拇指按揉太阳穴，1次为1拍，连做4拍。再用双手食指第2指内侧沿眉弓从眉头到眉梢刮上眼眶，刮上眼眶1次为2拍，连做4拍，如图69所示。本节应注意大拇指与食指的动作要协调一致。感到困难的同学可多加练习，直至熟练为止。

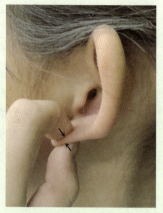

图68 按揉耳垂眼穴示意图

第3节 按揉四白穴

用双手食指螺纹面按在穴位上，其余4指自然放松，伴随着音乐节拍，有节奏地按揉穴位。按揉幅度不要太大，每按揉1圈是1拍，如图70所示。连做4个8拍。

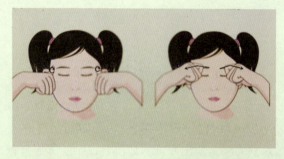

图69 按揉太阳穴、刮上眼眶示意图

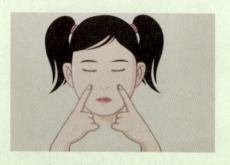

图70 按揉四白穴示意图

第4节 按揉风池穴

双手食指和中指并拢，用 2 指的螺纹面按揉风池穴，其余 3 指自然放松，伴随着音乐节拍有节奏地按揉穴位，每 2 拍按揉 1 次，如图 71 所示。连做 4 个 8 拍。

第5节 按头部督脉穴

用双手大拇指以外的其余 4 指相抵，用指腹沿头部正中线（督脉），随着音乐节拍有节奏地从头的前部发际处按至头的后部，每按 1 次为 1 拍，连做 4 拍。再从头的后部按至头前部的发际处，每按 1 次为 1 拍，如图 72 所示。连做 4 拍。

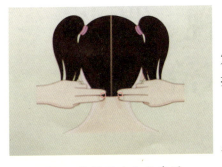

图 71 按揉风池穴示意图

三、五个穴位的位置说明

1. 耳垂眼穴：在耳垂正中部位，是治疗近视和眼保健的主要穴位。
2. 太阳穴：在眼角与眉梢之间向后大约 3 厘米（陷窝处）的地方。
3. 四白穴：在下眼眶边缘下方的正中，将两手的食指和中指并拢放在鼻子的两侧，中指指尖靠近鼻翼，大拇指支撑在下颌骨凹陷处，随后放下中指，食指尖所指处即是。
4. 风池穴：在颈后枕骨下，两条大筋外侧的凹陷处。
5. 督脉穴：在头部正中前发际处至头的后部。

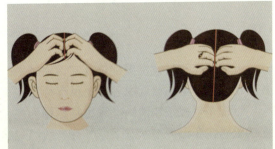

图 72 按头部督脉穴示意图

四、眼保健操动作要领及注意事项

1. 必须要认准穴位，掌握手法。注意动作准确、力度适中、速度均匀、幅度适当，以按揉的穴位处有些酸胀感为宜。
2. 为了保证穴位按揉的效果，做操时不要用指尖部分，而应用手指指腹来加以按揉。
3. 平时要勤剪指甲，做眼保健操时尽量保持手部清洁。
4. 做操过程中应全程闭眼，保持平静轻松的心态。将注意力完全集中在手法和穴位上，认真操作，以保证做操的效果。
5. 眼保健操一般可在上午和下午各安排 1 次，特别是在长时间近距离用眼后随时安排。
6. 眼保健操需要每天坚持做，持之以恒，以缓解视力疲劳，保护眼睛。

第五章 近视、远视、散光、弱视等的耳穴治疗

第一节 近视概述

近代研究和科技发展促使耳穴诊治技术的快速发展，耳穴诊治法可治疗上百种疾病，并且在治疗少年儿童近视等方面很有特色。

近视是以视近物清晰，视远物模糊为主症的眼病，多发于青少年。近视是一种屈光不正的眼病，在无调节状态下，平行光线经眼屈光系统的曲折后，焦点在视网膜前，即远距离物体不能清晰地在视网膜成像，这种屈光状态称为近视。近视按程度有轻度、中度和高度近视之分。3D00度（3.00D）或3D以下称轻度近视，300～600度称为中度近视，600度以上称为高度近视。

一、近视的发病原因

青少年近视是由多种因素导致的。近年来，许多研究表明环境和遗传因素共同参与了近视的发生。

青少年的假性近视多由于后天用眼不当所致，如光线昏暗、读写姿势不当、视疲劳、调节过度等，引起睫状肌痉挛而增加了晶状体的凸度，使屈光力增加，外来的平行光线聚焦在视网膜前方，从而形成屈光性假性近视，又称为调节性近视或功能性近视。久而久之，晶状体凸度的增加固定化，造成眼轴延长，发展为轴性或真性近视。

二、近视的中医辨证

近视在中医学称之为"能近怯远"症。从清代黄庭镜编著的《目经大成》开始称之为"近视"。近视病位在眼，涉及心、肝、脾、肾。肝藏血，开窍于目，肝经连目系，心经系目系，肾为先天之本，脾胃为气血生化之源。病因病机主要是由于先天禀赋不足，后天发育不良，劳心伤神，心阳耗损，使心、肝、肾气血亏虚，加上用眼不当，目络瘀阻，目失所养，则发为本病。

三、近视的中医辨证分型

1. 肝肾阴虚：视近清楚、视远模糊、头昏眼花、眼易干涩、面色少华、失眠、健忘、腰酸、舌红、苔少、脉细。

2. 气虚神伤：视近清楚、视远模糊、眼易疲劳、心烦不宁、体倦无力、舌淡、苔薄白、脉细。

四、近视的分类

按近视程度可分为轻度近视、中度近视、重度近视。按近视发生改变的结构可分为轴性近视和曲率性近视。按发病病程可分为初发性近视、进展期近视、恶性近视。按遗传相关性可分为遗传性近视和非遗传性近视。按近视类别可分为单纯性近视、近视散光、复性近视散光。按调节因素分为真性近视和假性近视。

五、近视的中医治疗原则

以辨证为基础的个体化治疗是中医治疗近视的主要原则。治疗时应遵循虚者补之的原则。肝肾两虚者宜滋补肝肾，益气养血；气虚神伤者宜健脾益气、安神定志、活血通络、开窍明目。

第二节 近视的耳穴诊断

耳穴诊断的方法主要有望诊法、触诊法及电测定法 3 种（详见第三章），近视等眼病运用上述耳穴诊断方法，有些可以发现阳性反应点。这些阳性反应点的出现，可以对近视的辅助诊断提供参考，也可以为治疗提供有效穴位点。

一、近视的耳穴望诊法

近视在眼穴、屏间前穴、屏间后穴等穴区可见点状白色改变，或界线清晰，或呈圆形，或出现不规则的褶皱纹。

二、近视的耳穴触诊法

可在近视患者的眼穴、屏间后穴等穴区触及不规则隆起或凹陷。

三、近视的耳穴电测定法

近视用电测定法可在眼穴、肝穴、屏间前穴、屏间后穴、角窝中穴、食管穴、皮质下穴近内分泌处探测到电测敏感点，笔者称之为"防近点"。

第五章　近视、远视、散光、弱视等的耳穴治疗

第三节　近视的耳穴治疗方法

近视目前最常用的是耳穴压丸疗法，通常还配合耳穴电夹治疗和刺血疗法。有的医生配合针灸、按摩等其他方法。笔者主张与其他通过临床验证的方法一起使用，从而提高疗效。

一、耳穴贴压法

（一）材料准备

选用成品贴压物如王不留行籽、磁珠、砭石耳穴贴等，也可就地取材选用莱菔子、黄荆子、急性子等中药籽粒，可用活血明目的药物炮制的耳穴贴压专用药丸。

选用工具为蚊式血管钳、75%酒精、消毒干棉球、探压棒、耳穴探测仪等。

（二）近视耳穴贴压法取穴

1. 薛氏经典"前九后五"穴位取穴处方，薛氏近视取穴如图73所示。

耳前9穴：眼穴、屏间前穴、屏间后穴、防近点穴（经验穴）、心穴、肝穴、脾穴、肾穴、神门穴，如图74所示。

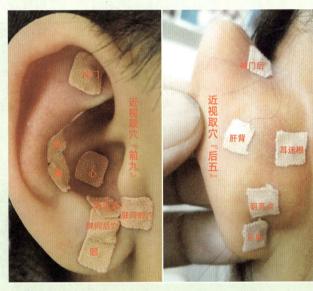

图73　薛氏近视取穴贴压效果全图（正面、背面）

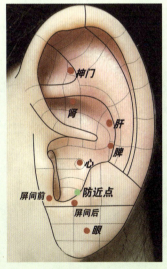

图74　薛氏近视"前九"取穴示意图（正面）

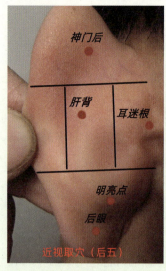

图 75 薛氏近视"后五"取穴示意图（背面）

耳后五穴：后眼穴、耳迷根穴、肝背穴（经验穴）、神门后穴、明亮点穴（经验穴），如图 75 所示。

2. 常用取穴处方：主穴取眼穴、屏间前穴、屏间后穴、肝穴；配穴取神门穴、肾穴、心穴、皮质下穴。

3. 相关备用穴可参考使用，如枕穴、肺穴、新眼穴（经验穴）、肾上腺穴、耳尖穴（放血）等。

4. 方义：眼为相应部位取穴，具有明目、活血通络的作用；取屏间前穴和屏间后穴均可治疗眼疾，具有改善屈光不正的功效；取肝穴、肾穴相配调补肝肾，益气养血，清脑明目；取脾穴主肌肉，主运化，可以调节、放松眼部肌肉，心主血，取心穴、脾穴两穴相配具有缓解睫状肌痉挛、改善眼肌供血的作用；取明亮点穴、防近视点穴等经验穴主治近视、远视、散光等眼屈光不正等。

5. 相关近视耳穴取穴处方（参考）。

处方 1：定明明目 7 穴：眼穴、肝穴、心穴、皮质下穴、屏间前穴、屏间后穴、神门穴，如图 76 所示。

处方 2：主穴取肝穴、眼穴、胆穴、屏间前穴、屏间后穴；配穴取心穴、肾穴、膀胱穴、肺穴。

处方 3：主穴取肝穴、肝阳穴、屏间前穴、屏间后穴、眼穴、耳尖穴；配穴取防近视点穴、心穴，如有散光加额穴、太阳（颞）穴、枕穴。

处方 4：取肝穴、肾穴、枕穴、近视 1 穴（食道与口之间）、近视 2 穴（皮质下与内分泌交界处）、屏间前穴、屏间后穴、明亮点。每次选 4～5 穴进行贴压。

处方 5：取肝穴、肾穴、眼穴、屏间前穴、屏间后穴、皮质下穴、神门穴，用探针查出最佳敏感点，每次取一侧耳穴贴压，左右交替。

处方 6：主穴取肝穴、眼穴、屏间前穴、屏间后穴、新眼穴、神门穴；配穴取肾穴、肝穴、心穴、交感穴、胰胆穴。

处方 7：取眼穴、屏间前穴、屏间后穴、肝穴、脾穴、肾穴、肾上腺穴、交感穴等贴压。

处方 8：取眼穴、屏间前穴、屏间后穴、新眼点穴、枕穴、肝穴、肾穴。

处方 9：取肝穴、心穴、肾穴、脾穴、眼穴、屏间前穴、屏间后穴、鼻眼净（经验耳穴）贴压。

处方 10：取眼穴、肝穴、屏间前穴、屏间后穴、神门穴针刺治疗。

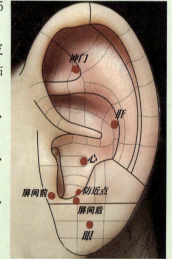

图 76 定明明目 7 穴近视防控取穴示意图

处方 11：主穴取眼穴、肝穴、屏间前穴、屏间后穴、新眼点穴；配穴取肾穴、心穴、交感穴、神门穴、胰胆穴、近视 1 穴（经验穴，在耳尖后外侧约 0.3 厘米）贴压。

（三）近视耳穴贴压操作方法

1. 先用75％酒精棉球清洁耳郭，以去除皮肤表面的油脂和污垢。待干后以右手持弯血管钳夹取耳穴贴，将中间的王不留行籽等贴压物对准所选耳穴和敏感点贴压，适当用力按压牢固。

2. 叮嘱患者或由家长协助每天按压3～4次，每次8～10分钟。主穴重点多按压，隔3～4天换贴1次。叮嘱换贴前数小时取下贴压物，以使穴位和皮肤能得到休息。经典"前九后五"取穴法不需提前取下。长期轮换贴压即可。

（四）疗程

每周最好换贴2次，每8次为1个疗程。疗程间可休息1～2天，亦可连续贴压。根据病情轻重可治疗数个疗程，或长期坚持治疗以达到控制和稳定病情发展的目的。首次治疗前后各测1次标准视力，以后每半疗程或1个疗程测1次并做记录。

二、近视的耳穴电夹（电脉冲）疗法

1. 物料准备：使用X-3型耳穴电疗仪以及配套专利耳穴电疗夹一对。
2. 取穴：主要取眼穴，或与眼穴对应的耳垂后面的后眼穴。如果一面贴用耳贴，则将电夹金属点置于对侧穴位皮肤上，不能置于贴压物上。
3. 方法：将电疗仪开关置于关闭端，电位器旋转至最小，将电夹连线一端插头插入电疗仪插孔内，将两个电夹夹于双耳垂部，电夹金属点置于耳垂中央眼穴或后眼穴。贴压时金属导电点置于贴压相反面。然后打开电源开关，缓慢转动电位器旋钮至有电流麻感，电流大小以能耐受为度。每次治疗20～30分钟，每天做1～2次。治疗完毕先将电源开关关闭，再取下电夹即可。耳穴电夹疗法多与耳压疗法同时进行，可增强疗效。

三、近视的耳穴刺血疗法

耳穴刺血疗法一般多采用耳尖刺血法，亦可用眼穴点刺放血与耳穴贴压法同步进行治疗近视。耳尖放血具有良好的清脑、明目、退热、消炎、镇静、止痛及疏通经络、活血祛瘀、改善微循环、增强免疫力等功效，主要取其良好的"明目"作用，对近视及各种眼病进行治疗。

耳穴刺血疗法具有疏通经络、调整阴阳、调和气血、活血祛瘀、改善微循环、明目清脑等良好作用。《素问·血气形志篇》曰："凡治病、必先去其血"。临床验证表明，耳穴刺血治疗常有立竿见影的明目、清脑疗效，可以配合耳穴贴压疗法治疗近视。

1. 取穴

耳尖穴（亦可选眼穴）。

2. 治疗方法

耳穴刺血疗法每次视情况放血15～20滴，可单耳放血，两耳交替，亦可双耳同时放血。一般隔日1次或每周2次，可与贴压同步进行。详细操作方法详见第四章第二节。

四、耳穴按摩法

（一）耳穴按摩法概述

点按、揉捏、掐捏等按摩刺激相关穴区，能够达到疏通经络、活血化瘀、改善微循环等作用，从而起到改善局部营养、放松肌肉、缓解视力疲劳、防止近视形成和发展的作用。

（二）取穴及操作方法

（1）按揉掐捏耳垂中央眼穴，可达气至病所、明目的作用。
（2）点按、掐捏屏间切迹屏间前穴、屏间后穴可以达到活血明目的作用。
（3）掐捏肝穴，可以达到疏肝明目的作用。
（4）掐捏肾穴，可以达到补肾强身健体的作用。
（5）掐捏神门穴，可以达到安神助眠镇静的作用。

小儿可由医生、家长帮助，运用掐、捏、点按图77所示穴位，每个穴位按捏20～30下，可以刺激相关耳穴，对眼睛和身体起到一定的保健作用。不适合贴压治疗者及幼儿可用此法进行保健、辅助治疗。

五、全覆盖电子耳模耳穴诊治法

（一）全覆盖电子耳模治疗概述

全覆盖电子耳模具有自动选穴治疗相关疾病的功能。使用方式极为简便，患者一看就会，不需掌握穴位，自动选穴，自动治疗。患者可以在家随时自行进行治疗、保健，安全可靠，近视患者易于接受，能够长期坚持治疗。

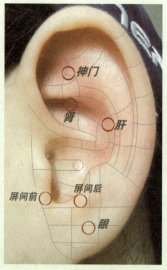

图77 近视耳穴按摩取穴示意图

（二）全覆盖电子耳模治疗操作方法

（1）根据个人耳郭大小选用适用耳模。
（2）首先将耳郭正面和耳模沾湿，双耳再分别戴入左右耳模，用专用夹固定，并用导线连接在专用脉冲电疗仪上。
（3）打开电疗仪开关，逐渐调节治疗强度到以能耐受为度。
（4）治疗20～30分钟，每天1次，必要时可治疗2次。每10次为1个疗程。
（5）本法多用于没有条件进行耳穴贴压治疗的近视患者在家中使用，以替代耳穴贴压治疗。

六、耳穴针刺法

（一）耳穴针刺法概述

耳穴针刺法是运用毫针针刺耳穴治疗疾病的方法，也是经典的耳穴治疗方法，故称耳针。早期耳穴工作者常用针刺耳穴的方法治疗近视，具有一定的效果。

（二）耳穴针刺方法

1. 耳穴毫针法

（1）取穴：眼穴、肝穴、屏间前穴、屏间后穴、脾穴、皮质下穴等，操作方法及注意事项详见第四章第三节。

（2）疗程：一般8～10次为1个疗程，每天或隔天1次，每次取一侧耳郭、双耳交替针刺，也可双耳同时针刺，每个疗程间隔3～5天。针刺时夹上耳穴电疗仪即为耳穴电针疗法。

2. 耳穴埋针法

（1）取穴：眼穴、肝穴、屏间前穴、屏间后穴、皮质下穴、脾穴、肾穴等。

（2）方法：一般埋单耳即可，必要时可埋双耳。每日自行按压3次，留针3～5天，7～10次1个疗程，每个疗程间隔休息2～3天。详细操作方法见第四章第六节。

七、耳穴诊治法治疗近视的优点

1. 简便：操作简便，易于掌握、推广和应用。
2. 经济：成本低廉，减轻患者的经济负担。
3. 安全：安全、无任何毒副作用、无创伤、无痛苦。
4. 疗效：相对满意，适合应用和推广。

八、耳穴治疗近视的目的

1. 提高视力至正常（轻度）。
2. 有所改善和提高（中度）。
3. 控制和延缓近视发展，保健、缓解疲劳（重度）。
4. 眼保健和预防近视。

九、关于耳穴治疗近视的疗效

笔者经治数万例儿童（17岁以下）近视患者，以及综合全国同行经治临床病例的统计，总结出耳穴治疗儿童近视（包括近视、散光、弱视）疗效较好、结果较令人满意，但痊愈率不高。笔者的体会是疗效与患者的近视轻重（度数深浅）、年龄大小、是否戴镜、用眼强度、近视时间长短、散光程度、遗传因素等诸多因素有关，此外还与配合治疗的状况、能否坚持治疗、按时治疗、能否改变不良用眼习惯及生活习惯等有关。

视力在 0.6～0.8 未配镜的轻度近视儿童患者，通过耳压治疗法，视力可以恢复到 1.0 或 1.2 以上。近视患者年龄越小，治疗效果越明显，17 岁以上效果较差。

轻度近视痊愈率（1.0 以上为痊愈）较高。

中度近视大多能控制发展并有一定程度的视力提高和改善。

重度近视可起到一定的保健、控制和延缓发展的作用。

十、体会及结论

现代医学目前对少年儿童近视尚无有效治愈方法。目前运用的仪器设备和治疗方法有很多，且均具有一定的疗效，耳穴诊治法是其中的一种。临床验证耳穴诊治法对少年儿童近视具有一定的治疗、保健、预防和控制发展的作用，有一定的实用价值。

耳穴诊治法在近视的防治上有重要作用，临床应用广泛，对青少年假性近视的治疗效果较为肯定。那么，耳穴为什么能治疗近视眼？中医认为近视是由于眼部调节功能失常、脏腑功能失调、肝气不足、眼部气血不畅、先天发育不足或后天用眼不当、久视伤目等所致。而耳穴经临床验证具有疏通经络、调和气血、调整脏腑功能、疏肝明目、健脑益视等功效。如耳尖刺血可以达到清脑明目作用，刺激肝穴有疏肝明目的功效，刺激眼穴可达气至病所，能调整眼部之经气，改善眼睛的供血供氧，刺激脾穴可松弛肌肉紧张，调节眼肌，缓解肌肉痉挛，从而提高视力，再配以相关穴位治疗可对患者起到一系列的调整及治疗作用。

第四节 远视的耳穴治疗

一、远视的概述

远视是指以视远物清晰，视近物模糊为主症的眼病。是由于光线经过眼的屈光系统后，焦点形成于视网膜之后，不能在视网膜上形成清晰的图像。远视多发于婴幼儿，是引起弱视或斜视的常见病因，会严重影响儿童视觉功能的正常发育。远视患者一般外眼无异常，远视力尚好，近视力减退。远视程度高者，视远近目标皆模糊。持续近距离使用眼睛时，常感眼胀、头痛、视觉模糊，休息片刻可以缓解。《医学纲目》曰："不能近视，则其无水，法当补肾。"《银海精微》曰："能远视不能近者气旺血衰也。经云近视不明是无水也。治宜六味地黄丸，加补肾丸，诸补阴药皆可助之。"

二、远视的中医辨证

1. 肝肾不足，视远清楚、视近模糊，或视远视近皆不清，伴弱视，或兼见形体瘦小、发育迟缓、夜尿多、舌质淡红、苔薄白、脉细。
2. 脾肾两虚，视远清楚、视近模糊，或视远视近皆不清，伴弱视，或兼见精神欠佳、面色微白、食欲不振、偏食、遗尿、舌质淡红、苔薄白、脉缓无力。
3. 治疗原则：肝肾不足症宜调补肝肾，益气养血；脾肾两虚症宜健脾益气，补肾固元。

三、远视的耳穴贴压治疗方法

（一）远视的取穴

主穴：取眼穴、屏间前穴、屏间后穴、肝穴。
配穴：取肾穴、脾穴、皮质下穴、肾穴、神门穴。
亦可用耳穴贴压治疗近视取穴方法，如图78所示。

（二）方义

眼穴、屏间前穴、屏间后穴为相应部位取穴，具有明目作用；屏间前穴和屏间后穴治疗眼疾有优势，可以调节屈光不正；肝藏血，开窍于目；脾主肌肉，主运化；肾为先天之本，取肝穴、脾穴、肾穴3穴相配可以调整气血、疏通经络，使血荣窍利。

（三）操作方法

1. 先用75%酒精棉球清洁耳郭，待干后以右手持弯血管钳夹取耳穴贴，将中间的王不留行籽等贴压物对准所选耳穴和

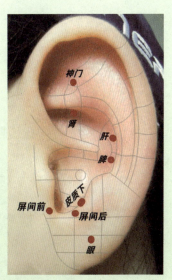

图78 远视治疗耳穴取穴示意图

敏感点贴压，适当用力按压牢固。

2. 叮嘱患者或由家长协助每天按压 3～4 次，每次 8～10 分钟。主穴重点多按压，隔 3～4 天换贴 1 次。叮嘱换贴前数小时取下贴压物。

（四）疗程

每 8 次为 1 个疗程。每周最好换贴 2 次，每个疗程间可休息 1～2 天，亦可连续贴压。根据病情轻重可治疗数疗程，或长期坚持治疗以达控制和稳定病情发展的目的。首次治疗前后各测 1 次标准视力，以后每半疗程或 1 个疗程测 1 次并做记录。

四、按语

远视是引起儿童弱视的常见原因之一，应当予以重视。一般来说，无论患者远视度数高低，只要有临床症状、裸眼视力不正常、矫正视力不达标，就应及时干预治疗。耳穴诊治法是治疗远视的常用中医外治法，可以视病情严重程度单独使用，或与其他疗法联合使用。以往经验表明，耳穴治疗易于被患者接受，除能有效改善患者的自觉症状外，大部分患者能够在治疗停止后保持视力稳定且不会下降。如有小部分患者发现视力下降，也可以用耳穴治疗法再巩固治疗一段时间，仍然有效。高度远视引起的弱视，较难最终痊愈，必须多种方法配合使用才能提高视力，重建双眼视觉功能，获得立体视觉。

第五节 散光的耳穴治疗

一、散光的概述

儿童眼睛散光是指由于角膜各子午线屈光不一致,光线在经过角膜的曲折,进入眼球后不能聚焦于一点,继而在视网膜上不能形成焦点的现象。病理表现是眼球发育不接近正圆形,光线在通过眼球时两个轴以上的屈光度出现较大差异,例如,在 180 度的轴位上近视度数为 100 度,在 90 度轴位上出现约 200 度的近视,则称之为存在 100 度的散光。一般情况下,散光通过验光仪、散瞳验光可以检测出。较为轻度的散光,属于屈光不正的状态,应及时治疗。

儿童眼睛散光可能是由于角膜先天性异态变化、粟粒肿、长期用眼姿势不良等原因导致的,可能会出现视力减退、视疲劳等症状。散光可以通过佩戴框架散光镜或隐形眼镜进行矫正,耳穴诊治法及中医针灸等对儿童眼睛散光有一定的效果。

二、散光的耳穴取穴

散光的耳穴治疗取穴如图 79 所示。

主穴取眼穴、肝穴、屏间后穴、脾穴、皮质下穴。配穴取肾穴、神门穴、心穴等。亦可应用近视"前九后五法"取穴治疗。

三、散光耳穴贴压操作方法

1. 用 75% 酒精棉球清洁、消毒耳郭,待干后以右手持弯血管钳夹取耳穴贴,将中间的王不留行籽等贴压物对准所选耳穴和敏感点贴压适当用力按压牢固。

2. 叮嘱儿童患者或由家长协助每天按压 3～4 次,每次 8～10 分钟。主穴重点多按压,隔 3～4 天换贴 1 次。可叮嘱患者换贴前数小时取下贴压物。

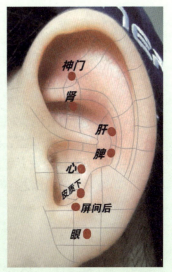

图 79 散光的耳穴治疗取穴示意图

四、疗程

每 8 次为 1 个疗程。每周最好换贴 2 次,每个疗程间可休息 1～2 天,亦可连续贴压。根据病情轻重可治疗数疗程,或长期坚持治疗以达控制和稳定病情发展的目的。首次治疗前后各测 1 次标准视力,之后每半疗程或 1 个疗程测 1 次并做记录。

第六节 儿童弱视的耳穴治疗

一、弱视的概述

儿童弱视是指单眼或双眼最佳矫正视力低于相应年龄的正常儿童，且眼部检查无器质性病变。引发弱视的原因较为复杂，例如，屈光参差、斜视、屈光不正、形觉剥夺、眼球震颤等都可能导致儿童弱视发生。弱视可分为屈光参差性弱视、斜视性弱视、屈光不正性弱视、形觉剥夺性弱视等。弱视是指在视觉发育期内，由于异常视觉经验，包括单眼斜视、屈光参差、高度屈光不正以及形觉剥夺等，引起的单眼或者双眼最佳矫正视力下降，而眼部检查无器质性病变。儿童视力的发育是逐步成熟的，关键期通常为0～3岁，敏感期为0～12岁，双眼视觉发育在6～8岁达到成熟状态。所以儿童一旦确诊为弱视，应立即治疗。否则年龄超过了视觉发育的敏感期，弱视治疗将变得非常困难。对弱视的治疗，通常采取以下3种方法：及时佩戴眼镜、遮盖治疗、弱视训练。还可以选择精细功能训练，主要包括描红、穿珠、感知觉功能训练等促进视力的发育，从而提升弱视眼视力。耳穴贴压等耳穴治疗对弱视有较好的效果，针灸、推拿按摩等治疗亦有一定的作用。

二、儿童弱视的耳穴取穴

弱视耳穴治疗取穴如图80所示。

主穴：取眼穴、屏间前穴、屏间后穴、肝穴、脾穴；配穴：取皮质下穴、心穴、枕穴、肾穴、神门穴等，亦可应用近视"前九后五法"取穴治疗。

《灵枢·五阅五使篇》说："目者肝之官也"。因此取肝穴、肾穴，以补肝肾、益精血、清脑明目。脾主肌、主运化，儿童弱视多因肌肉、神经发育等问题所致，取脾穴以改善眼睫状肌之调节功能，通畅眼部之经气，改善眼睛的供血、促进眼发育。

三、弱视耳穴贴压操作方法

1. 用75%酒精棉球清洁、消毒耳郭，待干后以右手持弯血管钳夹取耳穴贴，将中间的王不留行籽等贴压物对准所选耳穴和敏感点贴压，适当用力按压牢固。

2. 叮嘱儿童患者或由家长协助每天按压3～4次，每次8～10分钟。主穴重点多按压，隔3～4天换贴1次并叮嘱患者换贴前数小时取下贴压物。

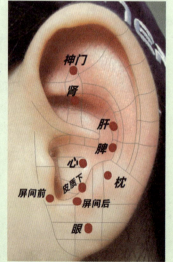

图80 弱视耳穴治疗取穴示意图

四、疗程

每8次为1个疗程。每周最好换贴2次,每个疗程间可休息1~2天,亦可连续贴压。根据病情轻重可治疗数疗程,或长期坚持治疗以达控制和稳定病情发展的目的。首次治疗前后各测1次标准视力,以后每半疗程或1个疗程测1次并做记录。

第七节 儿童斜视的耳穴治疗

一、儿童斜视的概述

斜视是指双眼轴分离,双眼不能同时注视目标,两眼球不能同时协调一致。一只眼脱离了对称和协调关系,偏向上下、左右任意一方位就会出现斜视。

斜视不仅影响美观,还可导致弱视,影响患者身心健康。所以斜视要早发现、早治疗。斜视是眼科多发病、常见病,斜视患病率约为3%～5%。

斜视通常分为内斜视、外斜视、上斜视、下斜视,先天性内斜视患者患病率约为0.25%。

间歇性外斜视是儿童最为常见的外斜视,平均发病年龄在4～5岁;屈光调节性内斜视十分常见,发病年龄集中在2～3岁,少数也可能出现在1岁以内,部分调节性内斜视发病的平均年龄为2.5岁,非调节性内斜视发病年龄常在2岁以内。

斜视的检查除外观目视外,还可做视力检查、屈光检查、遮盖试验、检查眼球运动、斜视角检查等。

耳穴治疗对轻度斜视有一定的作用。

二、儿童斜视的耳穴取穴

斜视耳穴治疗取穴如图81所示。

主穴:取眼穴、屏间前穴、屏间后穴、肝穴、脾穴。配穴:取皮质下穴、神门穴、枕穴、肾穴等。

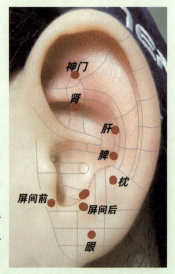

图81 斜视耳穴治疗取穴示意图

三、儿童斜视耳穴贴压操作方法

1. 用75%酒精棉球清洁耳郭,以去除皮肤表面油脂和污垢。待干后以右手持弯血管钳夹取耳穴贴,将中间的王不留行籽等贴压物对准所选耳穴和敏感点贴压,适当用力按压牢固。

2. 叮嘱儿童患者或由家长协助每天按压3～4次,每次8～10分钟。主穴重点多按压,隔3～4天换贴1次,换贴前数小时取下贴压物。

四、疗程

每8次为1个疗程。每周最好换贴2次,每个疗程间可休息1～2天,亦可连续贴压。根据病情轻重可治疗数疗程,或长期坚持治疗以达控制和稳定病情发展的目的。首次治疗前后各测1次标准视力,以后每半疗程或1个疗程测1次并做记录。

五、斜视的其他治疗方法

斜视的其他治疗参考方法有以下 7 种。

1. 遮盖。
2. 配镜矫正。
3. 手术治疗。
4. 药物治疗。
5. 中医推拿按摩、点穴。
6. 梅花针。
7. 针灸。

以上 7 种治疗方法对轻度斜视有一定的调节、缓解作用，可参考使用。

第八节 近视的其他相关中医治疗方法

一、针灸治疗

针灸治疗近视是通过针刺刺激体穴相关穴位，达到行气活血、明目的效果；还可以有效调节心脏的泵血功能，促进血液循环，缓解眼部疲劳，改善和恢复视力。由于针灸治疗近视的效果缓慢，所以需长期坚持才能见到效果。针灸治疗主要针对轻微近视患者，效果比较显著，如果近视严重则效果差。

（一）治疗取穴

取承泣穴、睛明穴、风池穴、翳明穴、合谷穴、足三里穴。备用穴位：心俞穴、肾俞穴、肝俞穴、脾俞穴、三阴交穴等。针灸上述穴位可以达到养血明目和补益肝肾的效果，从而有效治疗近视。

（二）针灸方法

眼区穴位应轻捻缓进，退针时至皮下疾出之，随即用棉球按压穴位 1 分钟。合谷穴、足三里穴、风池穴、翳明穴可采用捻转或提插法，间歇运针，其中风池穴、翳明穴两穴针感须扩散至颞及前额或至眼区。

留针 20～30 分钟后拔出，每隔 5 分钟左右刺激 1 次。

二、梅花针治疗

（一）治疗取穴

主穴取睛明穴、承泣穴，备用穴取风池穴、内关穴、大椎穴、睛明穴、承泣穴等。

（二）操作方法

每穴每次叩打 5 分钟左右，每日或隔日 1 次，10 次为 1 个疗程。每个疗程间隔半个月左右，效果不明显时可选用备用穴。

三、中医按摩保健与治疗

中医认为近视与先天不足、发育不完善等有关，中医推拿的方法在一定程度上可有效预防或者改善近视。众所周知，按摩可以缓解疲劳，疏通全身经络和脏腑，而针对近视的按摩还可以养血明目。

（一）治疗近视的按摩取穴

先找准背部督脉穴和两侧膀胱穴，进行几次推、按、捏、拍，再点按肾俞穴、肝俞穴、命门穴。然后在太冲穴、光明穴、三阴交穴、合谷穴、劳宫穴、曲池穴处点揉，最后按揉头部和眼睛周围的穴位，如攒竹穴、鱼腰穴、丝竹空穴、太阳穴、四白穴、睛明穴等。

（二）近视的中医按摩手法

进行眼周按摩时按照横面的8字形路线按揉，可用拇指沿着眼睛周围按揉，如果觉得手法不便操作，也可用食指按揉，但是效果较拇指效果差。需要注意的是，要用适当的力道按摩，最好在预防近视阶段就开始按摩，起到防微杜渐的作用。

先按揉攒竹穴、鱼腰穴、丝竹空穴，按揉时有酸痛的感觉，接着按揉太阳穴、四白穴、睛明穴，每个穴位按揉20～30次。类似于眼保健操的刮眼眶动作，两手抵在太阳穴上下刮，有助于眼睛周围肌肉的缓解。

四、小儿推拿

小儿推拿（按摩）可用于近视辅助治疗和眼保健。根据中医的五轮八廓学说，医生首先会用热敷手法，热敷可以明目，活化眼周、眼内血液循环，其次对眼周各个穴位进行指压和按摩，主要是用疏泄手法。因为"肝开窍于目"，眼是肝的开窍之处，而肝喜疏泄。

五、物理治疗

目前市场上有许多近视治疗仪可供患者选择使用，例如，眼保仪、直线机、薛氏耳穴治疗仪（电夹仪）等。诸多仪器可以用来进行物理治疗和训练，并且有一定效果。此外还有眼膏、眼贴等相关产品可以用来治疗近视。

六、药物治疗

多数是指用扩瞳药物治疗来麻痹睫状肌，放松眼肌，因而对假性近视产生明显的治疗效果。如用1%的阿托品或2%的后马托品眼液点眼。每日1次，连用3天。解痉药物还有0.25%的双星明眼液。

七、中药治疗

部分中药具有明目功效，亦可以用于辅助治疗。中医认为近视的病因是由于先天禀赋不足，或后天过度用眼，以致肝肾亏虚、心阳虚弱，视力下降，使眼睛不能明视远物。中药有滋养眼睛，消除眼睛疲劳的作用，可以用来辅助治疗和保健。很多中医专家多年的研究和实践经验表明，中药对高度近视的并发症有明显的治疗效果，例如，石斛夜光丸、明目地黄丸、明目蒺藜丸、金花明目丸等均具有明目作用。

八、雾视法

看远和远近交替看相结合，可达到缓解训练睫状肌痉挛的作用。

1. 近雾视法：使用 +1.0，+1.5 度的凸透镜，在看书写字时佩戴。
2. 远雾视法：使用 +3.0D 的凸透镜注视远方，使眼睛充分放松。

九、其他

1. 注意营养搭配，不挑食，均衡膳食。多吃富含微量元素、维生素等对眼睛有益的食物，如肉、蛋、奶、动物肝脏、鱼、虾、桂圆、荔枝、葡萄、核桃、黄芪、山药、枸杞、桑葚、大枣、菊花、决明子、蓝莓、胡萝卜等，还可补充一些叶黄素。
2. 注意加强锻炼，多进行室外活动，如打乒乓球和羽毛球、登高望远等。

第六章 眼睛的结构、视觉、屈光

第一节 眼睛的结构

眼睛的结构图如图82所示。

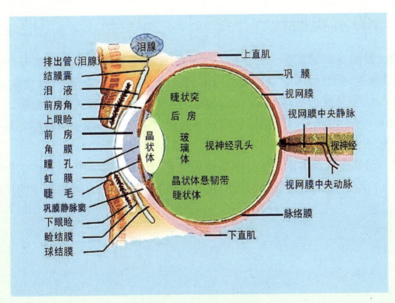

图82 眼睛的结构图

一、眼球

眼球由角膜、巩膜、虹膜、睫状体、晶状体、玻璃体、脉络膜、视网膜等结构组成。眼球就像一架照相机。

1. 角膜：如同照相机的镜头，是光线进入眼球的第一道关口，也是眼睛的重要保护屏障，它与房水一起是构成屈光度的重要组成部分。其占眼球表面积的1/6，透明无瑕。由于人们通过角膜看到其后面富有色彩的虹膜和幽深的瞳孔而产生骏黑的感觉，因此人们也把角膜称为"黑眼珠"。

2. 巩膜：与眼角膜一起构成眼球的外壳，其硬度和厚度与近视的发生有着密切联系。

巩膜是白色、坚韧、不透明的，其占眼球表面积的5/6。对眼球的内部结构起到保护作用。

3. 虹膜、瞳孔：通过收缩和舒张控制瞳孔的大小，如同照相机的光圈，可以调节光线的进入量，使眼睛所接受的光线恰到好处，以适应环境中或强或暗的光线，保证人在暗处有较好的视物能力。瞳孔在强光下收缩，减少进入眼球的光量，保护视网膜不被灼伤。

4. 晶状体：晶状体就像照相机的自动变焦镜头，它位于虹膜、瞳孔后方，为一对凸透镜。我们既能看远，又能看近，有赖于晶状体的调节；看远时晶体变薄，看近时晶体变厚。而在调节过程中，睫状体的睫状肌也起到了重要的作用。

5. 脉络膜：相当于照相机的暗箱。脉络膜富含色素，具有良好的滤光作用。此外，脉络膜还富有血管，对眼睛有营养的作用。

6. 视网膜：视网膜就像照相机的底片一样，起到感光成像的作用。感光最敏感的部位在后方的中央，称为黄斑。视网膜虽然很薄，但却具有十分复杂的结构，一旦受到损害就会影响视力。

7. 玻璃体：玻璃体由透明胶质构成，对眼球起到重要的支撑作用。

二、眼的附属器官

1. 眼睑：眼睑是眼球的护卫，眼睑分为上眼睑和下眼睑。覆盖在眼球的前面，不但保护眼球免受伤害，而且经常眨眼可使泪液湿润眼球表面，避免角膜干燥，使眼球保持光泽。

2. 结膜：结膜是保护眼球的第二道防线。结膜是一层薄而透明的黏膜，衬在眼睑后面和眼球前面，分为睑结膜、球结膜和穹窿部结膜3部分。形成一个囊腔，从而形成眼球的又一道防线。

3. 泪器：泪器是眼球的清洁工。泪器分为分泌泪液的泪腺和排出泪液的泪道两部分。泪道又由泪点、泪小管、泪囊、鼻泪管组成。泪液有湿润眼球、维护眼球的作用，还有清洁和杀菌的功能。

第二节 视觉

一、视觉的构成

视觉包括形觉、色觉、光觉、立体觉等,良好的视觉依赖于眼球、视觉传导通路和大脑视觉中枢的健全。

1. 形觉:包括中心视力和周边视力。
2. 中心视力:代表视网膜黄斑的功能,包括远视力和近视力。常用的中心视力检查表包括国际标准视力表、儿童视力检查表和对数视力表。

二、视力检查

1. 远视力检查:受检者在距离视力表 5 米处进行检查,如房间较小,距离不够,可在 2.5 米处设置一面镜子。受检者从镜子中辨认视力表中的视标进行检查。视力表高度应使 1.0 这一行置于受检者眼的水平线上。视力表照明应充分、均匀。两眼分别检查,一般先查右眼后查左眼,另一只眼进行遮盖。由上到下以能辨别最小一行的视力为该眼的视力;正常的视力应在 1.0 以上,1.2 以上为最佳视力。

2. 近视力检查:近视力检查与远视力检查方法基本相同,距离为 30 厘米,记录时应注明距离。正常的近距离视力为 1.0/30 厘米以上。儿童也能检测视力,视力检查也可在家中进行,可以购买纸质版简易的视力表,在同样的光线、距离下进行视力测试,基本能够反映视力变化。

第三节 眼的屈光现象

一、屈光的概述

眼的屈光是指无限远距离（大于 5 米）的目标所发出的平行光线，经过眼屈光系统的曲折，在视网膜上聚焦的过程。

眼的屈光系统是角膜、房水、晶状体和玻璃体的总称。屈光度决定光线是否能在视网膜上清晰的聚焦。屈光度由角膜曲率、晶体厚度、眼轴长度共同构成。

屈光不正是指眼在完全静止、无调节的状态下，来自 5 米以外目标发出的平行光线进入眼内，经过眼的屈光系统曲折后，焦点不能准确地聚焦在视网膜上。屈光不正也称非正视眼。

近视、远视、散光都属于屈光不正。

二、屈光参差及分类

（一）屈光参差

两眼屈光程度不等，称为屈光参差，又叫不同视。屈光参差与斜视是引起弱视的两大主要原因。由于屈光性参差弱视的患者，通常一只眼视力比较好，另一只眼视力较差，所以影响了早期的诊断和治疗。

（二）屈光参差的分类

(1) 单纯性远（近）视参差：一只眼正视，另一只眼远视或近视。
(2) 复性远（近）视参差：两眼均为近视或远视，但程度不等。
(3) 混合性参差：一只眼为远视，另一只眼为近视。
(4) 单纯性散光参差：一只眼正视，另一只眼散光。
(5) 复性散光参差：两眼为性质相同的散光，但程度不等。
(6) 混合性散光参差：两眼分别有不同性质的散光。

屈光参差使视网膜上成像的大小有所不同，一般认为屈光度每差 0.25D，物像大小就要相差 0.5%。如果两眼视网膜上物像大小差异如果不超过 5%，则可被适应和接受。如果屈光度变大，便难以融合。双眼屈光参差在 3D 以下患者，配镜时双眼可予以全部矫正，患者仍有可能获得良好的双眼单视功能。屈光参差在 3D 以上患者，如双眼全部矫正，则患者可能出现双眼影像大小不等、物像成双现象，以致出现头痛、呕吐等神经症状，这是由于超过视网膜能耐受的最大像差的关系。

临床上也有患者佩戴屈光参差在 6.0D 的眼镜尚能忍受的情况，甚至没有不适感，这主要是由于患者只使用单眼视觉或交替视觉的关系。

三、病理性屈光参差

病理性屈光参差的表现为两眼屈光状态完全相同者甚少，轻度差异是普遍现象。大多数学者将两眼屈光度相差 2.0D 以上者称为病理性屈光参差患者。中国眼科学会全国儿童弱视、斜视防治学组把病理性屈光参差定为两眼屈光度相差为球镜 ≥ 1.5D，柱镜 ≥ 1.0D。病理性屈光参差的症状主要有双眼单视障碍、交叠视力、单眼视力和斜视。

第七章　认识近视（散光、弱视、斜视、远视）

第一节　认识近视

近年来，我国近视发生率呈明显上升趋势。近视已成为影响我国国民，尤其是青少年眼睛健康的重大公共卫生课题。

一、认识近视

近视也称短视，是指望近物清晰，望远物模糊不清的一种眼病。近视的原因主要是由于晶体变厚、眼轴变长或角膜曲率增加所致。眼睛在完全静止、无调节的状态下，来自5米以外的目标发出的平行光线进入眼睛内，经过眼的屈光系统曲折后，焦点不能准确地聚焦在视网膜上，而是聚焦在视网膜前，使远距离物体不能清晰地在视网膜上成像，就是所谓的"屈光不正"，从而造成视远不清现象，这种屈光状态就被称为近视。

通俗地讲，患了近视眼睛就只能看近不能看远。主要症状特征表现为视力障碍，有的患者还会出现眼球凸出或眼球凹陷的现象。

二、中医如何认识近视

中医对近视也早有研究，称之为"能近怯远"。中医认为近视是"久视伤目"所致。也就是说古代医学家早就认识到过度用眼会损伤眼睛，造成近视。古代医书中还有"肝经不足肾经病""心阳衰弱，阳不足而阴过盛"的记载，认为近视是"劳伤脏腑，肝气不足、肝血不畅"等所致。中医自古认为"肝开窍于目"。肝有营养、保护眼睛的特殊能力。肝脏的功能正常与眼的发育、眼的健康有极其密切的关系。肝气血不足、不畅，不能濡养眼睛，易于伤目、损视力，还会导致其他眼疾。耳穴治疗近视的重点包括健肝血、疏肝理气、清肝明目的理论。

三、诊断近视

1. 幼儿园、学校应定期检查视力，以便及时筛查出近视等视力不良人群，视力检查是发现、诊断近视的第1步。通过视力检查，可迅速、简便地将疑似近视人群与正常人区分，为近视预防提供早期判断。

2. 注意观察孩子是否有看东西总爱眯眼睛的状况。因为孩子看不清东西，就会用挤眼睛、眯眼睛的方式来进行调节。还有些孩子因为看不清，就会不由自主地往物体近处跑，这也是一种可能近视的表现。很多家长就是看到孩子有这种表现，才发现孩子视力有问题了。还要多留心观察孩子是否有看不清远处景物或字体的现象，如果有，可能是近视了。

3. 如果发现孩子有上述情况，家长应及时带孩子到医院眼科进行相关检查，如测视力等，以便于第一时间发现视力问题。

4. 必要时可做散瞳验光，进行眼底检查、视功能检查等，确认是否患有近视、散光、远视及其他眼病。观察眼外部有无眼球突出变形等。有条件的也可以做角膜曲率检查，验光后呈近视屈光状态，一般来说近视力大于1.0，远视力小于1.0则多为近视眼。此外还有眼轴长度检查、调节与聚散功能检查等。

四、近视的分类

近视按病变性质可分为以下两种。

1. 单纯性近视

主要是指由发育期用眼过度或用眼习惯不好造成的近视，度数一般在-600D（600度）以下，也称为获得性近视或生理性近视。

2. 病理性近视

主要是指遗传因素所致的近视，度数一般大于-600D（600度），也称为变性近视眼。随着近视的加深和年龄的增长，可能出现多种眼部并发症。

病理性近视常见的并发症有玻璃体混浊、变性、视网膜脉络膜病变、黄斑出血、视网膜脱落、后巩固葡萄肿等；其他并发症还有白内障、青光眼、斜视、弱视等。在临床实践中，有人把在幼儿时期就出现的近视称为先天性近视，也有人把所有的病理性近视眼统称为先天性近视。

五、假性近视与真性近视的区别

近视可分为假性近视和真性近视两种。

（一）假性近视

假性近视又称为功能性近视。假性近视的眼球没有发生器质性改变，往往因异常负荷等因素引起的眼调节过度，出现暂时性的近视现象。

假性近视有以下特点。

（1）青少年多发。

（2）有眼睛和全身诱发因素。

（3）远视力较低，而且波动大。

（4）近距离视力正常。

(5) 常有视疲劳。
(6) 睫状肌放松后，远视力改善或恢复正常。
(7) 许多治疗方法都有效，笔者采用耳穴治疗假性近视有效率达 90% 以上。
(8) 散瞳后近视的屈光度完全消失，表现为正视眼或远视眼。
(9) 假性近视一般不用戴眼镜。

（二）真性近视

真性近视也称轴性近视，是由于先天或后天因素使眼睛的前后径（眼轴）变长，超过正常平均值的 24 毫米，远处的光线入眼后成像于视网膜前，使远距离物体不能清晰地在视网膜上成像，视远不清。特点：多为中、高度近视，发生发展时间较长。

一般来讲，先天性遗传的近视是真性近视，后天伤害性的近视，大多是假性近视。但是，假性近视可以发展成真性近视。真性近视的程度往往较重，且具有比较稳定的特点，所以治疗难度极大，不大可能使视力完全恢复正常。所以真性近视患者大多都需戴眼镜。

（三）真性近视与假性近视的鉴别方法

主要是通过到医院验光确定。比较简单的方法是在 5 米远处用国际标准视力表测视力，然后佩戴 300 度的专用眼镜，眺望远方，眼前会慢慢出现云雾状景象，半小时后取下眼镜，再查视力，如视力提高，则可认为是假性近视；如果视力没有改善反而下降，便可按此方法，每天测 1 次，连测 3 天，如果视力仍然无改善，就可以确定为真性近视。

（四）混合性近视

混合性近视，一般指使用阿托品后近视度数降低，但还是有近视。在调节状态下，真性近视患者的屈光度中包含假性近视的成分，即真假近视同时存在的状态。青少年在学习任务重和身体发育过程中，近视多为此种近视状态。

六、近视的形成原因

近视的病因还尚未确定。目前还没有能够研究出避免近视眼发生的方法。一般认为病理性近视与先天遗传因素关系密切。而大多数近视、单纯性近视与后天因素及环境因素有关。

1. 长时间用眼、过度用眼是诱发近视的主要原因之一。学生学习任务重、功课多、长时间看书、写字，有的每天用眼时间长达 10 个小时，致使眼睛过度疲劳，视力出现问题。每天学习时间长、用眼时间长、休息时间短，加重了眼睛的负担。由于电子产品广泛应用于生活的方方面面，不可缺少，也使眼睛的负担过于沉重，极易发生近视。

2. 长期有姿势不正等不良用眼习惯也是近视形成的重要因素，如读物与眼距离过近、长时间低头玩手机、玩平板电脑、打游戏、写字太过低头等。户外活动少，使眼睛长期处于近视状态。为什么长时间近距离用眼会导致近视？眼睛看远处睫状肌处于放松状态，让晶状体变薄，而看近处需要收缩压迫让晶状体变厚。正是这个收缩过程，相当于在眼球内部向内施加了一个收缩力导致眼轴前后变长，前后轴变长了又会改变角膜曲率，所以从这个角度上讲，没有近距离用眼，大概率就不会形成近视。

3. 照明不当，如灯光过暗或者过亮，造成眼球睫状肌长期持续收缩，形成调节痉挛，进一步发展成为近视眼。一般来说环境与作业面的亮度对比越大，越容易引起视力疲劳。昏暗、动荡的光线也影响视力。过强的照明同样可以引起视力疲劳，眼的调节处于高度紧张状态，从而出现视力不良、近视倾向。

4. 电子产品辐射可能造成视力损害。经常处在辐射环境中，可能会引起眼睛干燥干涩和视力疲劳、视力下降。有可能会影响眼部发育，促使近视发生发展。应尽量避免长时间看手机、玩电脑、玩游戏及长时间停留在有不良辐射和有害光的环境中等。

5. 遗传因素，调查研究发现，近视的发生和遗传有密切的关系。临床大量数据显示，父母双方均为高度近视的，后代大概率会发生近视，近视发病率高达93%～100%。而且近视发生早、发展快、高度近视发生概率高。其中比较明确的是，高度近视的发生为常染色体隐性遗传。

此外，营养不良、不均衡，微量元素缺乏、营养成分失调以及大气污染等都可能是导致近视高发的因素。

七、近视的症状

近视不是突然发生的。在视力下降之前，会出现一些明显的征兆，例如，眼睛疲劳。有些学生看书、写字、看手机时间久了，会出现字迹重叠串行，还会出现短暂的视力模糊不清的现象。近视最重要的原因是远视力减退，看远处模糊不清，但近视力正常。有的患者会出现眼睛干涩、酸胀、怕光、异物感、头疼等症状，患者看东西时还会出现眯眼现象。

八、近视的危害

1. 影响生活。视力低下、视远不清、眼睛不舒服，影响学习成绩以及生活和工作质量，长期戴眼镜会导致工作生活很不方便。
2. 影响容貌，长期中高度近视会导致眼球凸出、眼睑松弛、目光无神，缺乏精气神。
3. 对升学、参军、找工作影响很大。
4. 频繁更换眼镜，增加经济负担。
5. 近视患者的白内障、青光眼的发病率明显高于常人。
6. 中高度近视，特别是高度近视容易引发玻璃体混浊、视网膜出血和脱落而致盲。

九、近视的治疗与保健方法

近视的治疗目前仍然是世界性的难题。这里主要讲的是青少年和儿童。一般认为，真性近视没有痊愈的希望。成人可以选择手术治疗或戴眼镜矫正（包括OK镜）。戴眼镜只是矫正视力，使眼睛能看清远处，但无治疗作用。手术则不适用于未成年人。因此我们探讨的是非手术的、适用于少年儿童近视的治疗方法，如耳穴、针灸、按摩等传统中医治疗、保健的方法。

现代西医对少年儿童近视，尤其是真性近视，暂未找到更好的治疗方法。多年来，许多从事传统医学的有识之士，对近视的治疗与保健进行了许多不懈地、有益地探索和实践，创造出一些行之有效的治疗方法，有的还取得了突破性进展。如耳穴综合疗法治疗少年儿童近视，就具有理想的治疗效果，为少年儿童近视的康复、控制带来了希望，值得大力推广应用，造福患者，造福国家，造福人类。

1. 耳穴贴压法

耳穴贴压法也称耳穴压丸法，可以治疗或辅助治疗近视。耳穴贴压法由我国耳穴工作者发明并首创，已经运用了 40 多年，并取得了较为理想的效果，是目前使用中医疗法治疗近视的重要方法之一。

此外还可以通过耳穴针灸疗法、耳穴埋针疗法、耳穴电夹疗法、耳穴磁疗疗法、耳穴刺血疗法、耳穴按摩疗法（防治近视揉耳操）、耳穴刮痧疗法等多种耳穴诊治法辅助治疗与保健。

2. 穴位按摩法

如眼保健操、中医穴位按摩、推拿、点穴等，均根据中医的针灸、经络学原理设计而成。点按、揉按眼周穴位，如太阳穴、四白穴、睛明穴、攒竹穴以及风池穴等，有中医认为的疏通经络、调和气血、缓解眼肌紧张和痉挛等作用，达到辅助治疗和预防近视的效果。

3. 针灸疗法

中医早就运用针灸刺穴的方法治疗近视等眼科疾病，具有一定的功效，如针刺太阳穴、攒竹穴、承泣穴、风池穴、翳明穴等治疗近视（需要由医生来操作）。

4. 其他中医疗法

中医的其他一些治疗方法对于假性近视有很好的效果，中医认为脏腑尤其是肝肾在视力的调节上具有很重要的作用的，所以可以选择一些调节脏腑的药物，中药的疗效与近视的轻重程度密切相关，近视程度越轻，疗效越好。

第二节 散光

一、认识散光

散光是眼睛屈光不正常的一种表现形式。常见的散光与角膜的弧度有关。散光为屈光系统表面（主要为角膜）各子午线的曲折率不一致，平行光线经曲折后在眼内不能形成一个物像，而形成两个以上的物像。形成两个物像的称为规则散光，可用柱镜矫正；形成两个以上的物像的称为不规则散光，多为后天因素所致。

散光引起的症状有视疲劳、眼酸痛、头痛等。症状的轻重不一定和散光的程度成正比。相反，较轻度（1D左右）的散光有可能会造成很明显的症状。作为较轻度的散光患者，企图通过调节来克服视物的模糊印象，但由于调节不可能同时补偿两个不同子午线上的不同屈光异态，因此不仅不能使物像变得清晰，反而增加了一个导致视力疲劳的因素。所以，散光患者在使用远视力时，如驾驶车辆、看戏等，同样也会引起疲劳症状，因为散光患者在任何距离内都不可能对所观察的目标得到清晰的物像。这一点与单纯远视患者常在近距离工作时产生视力疲劳的现象有所不同。

二、散光的分类及成因

通常情况下，我们把散光分为不规则散光和规则散光两种。

1. 规则散光

规则散光是由于不良用眼习惯，压迫眼角膜导致眼角膜变形引起的弯曲度不等，屈光力也不同的现象。但各径线具有一定的规律，强与弱两条主径线互成直角，可以用柱镜片进行矫正。规则散光分为单纯近视散光、单纯远视散光、复性近视散光、复性远视散光和混合性散光5种。如高度远视和近视长期不矫正会引起孩子眯眼看东西，导致写作业或看书时喜欢用手托脸部。趴在床上、趴在桌子上睡觉的时候会压迫眼球，容易引起眼角膜变形导致散光。规则散光可以用一些矫正的方法，相对有效。

2. 不规则散光

不规则散光主要是由于角膜各径线的弯曲度不均、角膜屈光面凹凸不平，同一径线弯曲度也不同，光线通过屈光面后，不能在视网膜上形成清晰的物像所引起的。不规则散光多是因角膜溃疡、瘢痕或变形、圆锥角膜、翼状胬肉、外伤等，以及晶状体的生理和病理变化引起的症状。严重的不规则散光无法用柱镜矫正。

三、规则散光的矫正方法

严格地讲，散光主要是靠戴眼镜矫正。有部分学者主张，规则散光可戴框架眼镜，不规则散光可戴隐形眼镜，也可考虑运用一些方法使其逐步改善。

1. 改变过去引起散光的不良用眼习惯。
2. 尽量改掉眯眼的习惯，如在生活中常有意识地睁大眼睛。
3. 有意识地常做眼肌拉伸训练，如眼球转圈运动，即适当用力向4个方向活动眼球数下，每天做2～5次。
4. 运用耳穴治疗近视的方法治疗散光有一定的作用，可选用。
5. 轻度的规则散光，如无症状，可不必矫正。反之，如果出现视疲劳及视力减退，尽管度数不高，也必须用圆柱镜矫正，而且须经常佩戴。不规则散光可试戴角膜接触镜，一部分患者的视力通过该方法得到了较好的改善。

第三节 弱视

一、认识弱视

一些人误把弱视与远视、近视等混为一谈，而实际在医学领域内的弱视主要是指功能性弱视。我国专家认为，凡是眼部无器质性病变，以功能因素为主，所引起的远视力低于0.8且不能矫正者，或双眼视力相差两行以上者，均列为弱视。目前据国内的报道，弱视的发病率为1%~4%。

随着国民生活水平的提高，人们对儿童视觉发育正常与否越来越重视，弱视严重地影响儿童双眼视觉的发展，如不尽早发现并及时治疗，将造成终生视力低下。

二、弱视的分类

弱视根据视力程度可分为重度弱视（0.1以下）；中度弱视（0.2~0.5）和轻度弱视（0.6~0.8）。根据有无器质性病变分为器质性弱视和功能性弱视。按照病因可分为斜视性弱视、屈光不正性弱视、屈光参差性弱视、形觉剥夺性弱视等。

1. 斜视性弱视

一种是出生后就有一只眼偏斜，此眼无机会使用而导致视力发育滞后，成年后视力很低，无法矫正。另一种是视力已经适应发育后出现斜视，如在5岁前发生，则能避免复视和视觉混淆的干扰，大脑高低中枢对一眼物像产生主动抑制，即在双眼同时看物体时，在大脑中抑制一个物像。起初这种抑制仅在斜视眼处于斜位时才出现，当其转回正位时，抑制消失，视力恢复正常。这种机动性抑制不伴有永久性的视力下降，这也是交替性斜视不发生弱视的原因。如果长期固定抑制，则使眼睛中心视力下降，这就是斜视性弱视。

如果一只眼由于某种原因偏斜，注视物体时只有一只眼，双眼视网膜的对应关系就发生紊乱，同一物体的物像就不能同时落在两只眼睛视网膜的对应点上，使斜视眼的物像变得模糊形成弱视，这是功能性抑制，是可逆的。

2. 屈光不正性弱视

两眼有明显的屈光不正，在儿童时期或学龄前时期未经矫正，可能会发生双眼弱视，多见于散光、远视及高度近视。

3. 屈光参差性弱视

为双眼远视性球镜屈光度数相差1.50DS，或柱镜屈光度数相差1.00DC，屈光度数较高眼形成的弱视。在屈光参差病例中，远视较浅的一只眼能获得清晰物像，但同样的刺激不能使远视程度更深的一只眼进一步调节以便获得清晰物像。

4. 形觉剥夺性弱视

如先天性的白内障、角膜混浊、上眼睑下垂等，虽然眼底正常，但由于该眼自幼失去功能无法使用，缺乏正常的视角刺激结果形成弱视，又称为废用性弱视。

三、儿童弱视的检查和诊断

1. 观察到儿童视力不正常，应思考儿童是否患了弱视。年龄很小的幼儿开始可能不会辨认视力表，这时要对其进行耐心、细致地教导和鼓励，多指导儿童练习查视力。一般儿童慢慢地学会辨认视力表，就可以查清楚视力了。在检查时要同时查远视力、近视力。

2. 在能正确查明视力的情况下，同时可检查眼底以排除器质性病变。一定要充分散瞳，然后进行屈光检查。如眼底无病变且视力矫正低于0.9，即可诊断为弱视。弱视有"拥挤现象""异常固视""眼球震颤"等现象。一般经过专科多项检查，弱视的诊断并不困难。但特别需指出的是，2～6岁儿童正处在视觉发育过程中，他们的视力水平不一定能达到1.0，极少数儿童属于发育迟缓型。所以在弱视的诊断中，要注意考虑到这个因素，不要将他们误诊，避免给家庭和社会带来不必要的困扰和负担。弱视一定要早发现，早治疗。

四、儿童弱视的常用治疗方法

由于弱视的发病机制比较复杂，采用单一的方法尚无特效。目前治疗弱视的实用方法有很多。主张采用综合疗法，会更为有效且见效快，痊愈率会更高。弱视的治疗是在屈光矫正基础上进行遮盖疗法、压抑疗法、生理刺激疗法、中医疗法等。

1. 遮盖疗法

将正常眼遮盖起来，强迫使用弱视眼以接受更多的刺激，进而建立双眼正常视网膜对应，提高视力，使两眼的视力趋于平衡。

2. 压抑疗法

利用镜片或药物（阿托品）暂时抑制健康眼的视觉功能，同时促进弱视眼的视觉功能和发育。

3. 屈光矫正

通过戴眼镜进行屈光矫正的方式，可以使视网膜上成像清晰，进而刺激患者的视网膜发育，起到改善和治疗弱视的作用。

4. 红色滤光疗法

实验证明，通过波长640～700μm的红色光，刺激视网膜黄斑中心锥体细胞的敏感性，并且通过颜色特性对眼部细胞进行一定的调节，进而恢复视觉功能。

5. 药物疗法

现在有用药物如左旋多巴、胞二磷胆碱、盐酸氟西汀等。左旋多巴作为多巴胺的前体，可以透过血脑屏障，在视网膜和视觉中枢功能中具有重要的调节作用。

6. 海丁格光刷疗法

光刷疗法是基于通过旋转的偏光镜观看毛刷样的影像，其通过宽窄不同的影像刺激黄斑中心不同类型的细胞发育，进而提高视功能，缓解弱视。

7. 光栅视觉生理刺激疗法

光栅视觉生理刺激疗法是通过一系列不同空间频率、对比敏感度强的黑白相间的条栅转动，刺激黄斑的视细胞，增强其活跃性。同时搭配趣味图案，让患者做描线、绘图、插孔等练习，提高他们对练习的兴趣。

8. 精细目力训练

精细目力训练是指弱视的辅助训练。凡是能被儿童接受的、有视觉参加的精细活动都可以用于训练。孩子感到有兴趣的活动会更乐于参加和接受。

当孩子遮盖好眼睛时，家长可与他们一起摆积木、拼图、描画图形、穿针引线、刺绣等，这些都是有益的精细目力训练。

9. 多媒体视觉训练

目前国内已有科研机构研究出视觉训练软件。有电脑的家庭可让患者在家里参照视频内容进行训练。利用多媒体技术，将各种传统的弱视训练治疗放置到一个新的平台。通过各种刺激模式，激发视觉通道，从而进行双眼融合立体视觉训练，增强双眼视觉功能。其内容丰富、趣味性强，易于被患者接受。

10. 中医治疗

中医有一些疗法对弱视具有辅助治疗作用及保健作用，有些疗法的疗效令人满意，可以选择使用，例如以下3种。

（1）推拿按摩、点穴、艾灸。

（2）针灸、梅花针疗法。

（3）耳穴贴压法。

小儿弱视的治疗是一个缓慢的过程，须长期坚持治疗，治疗期间每半年复查1次。弱视治疗的效果与年龄有关，一般越早治疗效果越好。2岁以内为其关键期，8岁以内为敏感期。年龄越大治疗效果越差。轻度的治疗后应巩固较长时间，重度的也应坚持长期治疗。

第四节 斜视

一、认识斜视

斜视即人们常说的斜眼，它是一种双眼相对位置不正常的情况，也就是说一只眼使用时，另一只眼偏斜。

斜视是指双眼轴分离，两眼不能同时注视目标，两眼球不能同时协调一致，一只眼脱离了这种对称和协调关系，偏向上下、左右任意一方位就会出现斜视。

斜视不仅影响美观，还可导致弱视，影响患者身心健康。所以斜视要早发现、早治疗。斜视是眼科多发病、常见病，患病率约为3%～5%。

斜视通常分为内斜视、外斜视、上斜视、下斜视。先天性内斜视患病率约为0.25%。

间歇性外斜视是儿童最为常见的外斜视，发病年龄为4～5岁。屈光调节性内斜视十分常见，发病年龄集中在2～3岁，个别还可能出现在1岁以内，部分调节性内斜视发病的平均年龄为2.5岁，非调节性内斜视发病年龄常在2岁以内。

二、斜视的分类

斜视主要分为共同性斜视与非共同性斜视。

1. 共同性斜视

主要指两眼经常地或间歇地脱离平行眼位而表现的一定的偏斜。当患病眼和健康眼分别注视时，两侧的斜度基本相等。其病因主要是由于知觉的、运动的或中枢性的障碍，使双眼视觉反射活动受到影响而导致眼位分离。根据倾斜方向又分为内斜视（对眼）和外斜视。

2. 非共同性斜视

主要指麻痹性斜视。是由于病变累及支配眼外肌的神经及眼外肌本身，造成双眼在接受大脑指令时不能协调运动，而在患病眼和健康眼分别注视时，两侧的斜度不相等（前者大于后者），并且在眼睛注视不同方向时斜视度亦不同。非共同性斜视可分为先天性或生后早期的眼肌麻痹、后天性眼肌麻痹、先天性肌肉筋膜异常3类。

三、斜视的检查

除外观目视外，可做视力检查、屈光检查、遮盖试验、检查眼球运动、斜视角检查等。

四、斜视的治疗

斜视的治疗有以下5种方法。

1. 遮盖。

2. 配镜矫正。
3. 药物治疗。
4. 中医推拿按摩、点穴、梅花针、针灸。
5. 耳穴贴压法。

上述非手术疗法对轻度斜视有一定的调节、缓解作用,可选择使用。

第五节 远视

一、认识远视

在眼球不用调节时，平行光线经曲折后在视网膜之后成像，称为远视，多由遗传、眼球发育不全所引起。新生儿及幼儿的眼球由于发育尚未成熟，从而导致眼轴较短，而呈远视状态，在充分发育后即成为正视眼，因此在婴幼儿时期的轻度远视可认为是正常现象，一般不出现症状。

正常情况下，当平行光线通过眼球前部透明屈光介质（包括角膜、晶状体、玻璃体这些结构）进入眼内，聚焦在视网膜上，就会形成清晰的像。当受到各种生理性和病理性因素影响，眼球前后径变短，或眼球屈光成分的屈光力减弱，使聚焦点不能准确地落在视网膜上，而是落在视网膜后面，就会形成远视。高于正常生理储备的远视多数和弱视有关。

远视眼可通过自身的调节看清远处物体，因此没有明显症状，较重的远视眼则看远看近都有不清楚的现象。远视眼看远看近都需要调节，所以容易产生视疲劳，远视眼可通过局部应用阿托品麻痹睫状肌后，用视网膜检影诊断。

二、远视的分类

远视可分为轴性远视和屈光性远视，后者包括曲率性远视和屈光指数性远视。轴性远视是远视中最常见的一种，是因眼球发育不全，眼轴短于正视眼所引起。而屈光性远视由于先天或后天的原因，使角膜表面的曲率半径较正常更大或屈光中间质的屈光指数异常所致。此外，无晶状体的正视眼球也表现为高度远视，常见于白内障术后或晶状体脱位。

三、远视的主要表现

远视的主要表现有以下 2 点。

1. 视疲劳：远视患者经常运用调节功能，近距离工作时调节更为强烈，因此，容易引起视力疲劳，通常表现为额部和颞部疼痛。疼痛起自眼内部或眼后部，甚至波及后颈或整个头部，这种情况在持续使用眼睛的时候更为突出。看书、写字时间较长，感觉字迹模糊，休息片刻，可能好转，再继续工作后又会感到模糊，这就是视疲劳的典型表现。轻度远视患者，特别在青少年时期，调节能力尚强，可能没有或仅有轻微视力模糊或视疲劳症状。中度、高度远视患者，只有在高度使用调节后，才能看清远处和近处的目标，因此，视疲劳症状显著。有些人远视程度不高，但由于患者健康情况不佳，病后体力虚弱，使调节能力衰退，也可能会引起很明显的疲劳症状。远视的幼儿由于需要经常调节，从而增加了辐辏作用，使眼球易向内偏，而形成内斜。

2. 视力障碍：远视患者为了要保持清晰的视力，不论看远看近都需要运用调节。因此，主觉视力的好坏和调节功能是否健全有密切关系。高度远视患者尽管高度使用调节，视力仍不清楚。因此，在近距离工作时，反而放弃调节，而把目标靠至眼前，表现出一种貌似"近视"的姿态。轻度远视的远视患者，虽可通过调节达到正常，但近视力则常因调节不足而感到模糊，因此常常将目标放得远些，以便取得清晰的物像。

四、远视的治疗

远视可用凸透镜矫正。轻度的远视只有在引起视力障碍、视疲劳或斜视的情况下才需戴用适度的矫正眼镜。6～7岁的儿童，有轻度远视是生理现象，一般不需配镜。但当儿童远视程度较高，视力减退或伴有斜视时，就必须配镜矫正。6～16岁患有轻度远视的儿童，有视疲劳症状，就可配镜。一般来说，超过3个屈光度的远视患者，要经常戴矫正眼镜；低于3个屈光度的患者，可仅在阅读和书写时佩戴。对成年远视患者进行矫正时，必须参考视力和症状的不同情况，区别对待。

青少年远视患者，如远视程度较低，视力正常，无临床症状，则可不必戴镜。但到35岁以上，调节能力相应减退，则可能出现视疲劳症状，就要考虑佩戴适度的眼镜。到老年时期，不论看远看近都需要借助眼镜。如需治疗，可以采用与耳穴治疗近视同样的方法治疗，会有显著效果。

第八章 近视（远视、散光、弱视等）防治知识问答

一、近视对生活的影响有哪些？

1. 近视不仅会影响患者的日常生活，还会影响许多专业的报考，如不能报考飞行、航海、消防工程、刑事科学、侦查等专业。近视会影响患者的观察能力，对视力要求很高的专业，是很难被录取的。

2. 近视带来的不便较多，例如，踢足球、打篮球时眼镜容易滑落或伤到眼睛；冬天眼镜容易起雾影响视力，需要随身携带眼镜布；若是镜片不小心破碎或眼镜丢失，会影响正常的观看等。

3. 近视给生活带来的不便是次要的，近视引起的眼部病变才是近视人群更需要注意的。

4. 近视不但会引起眼睛酸胀、干涩等视疲劳症状，还会引起眼部疾病。如近视是导致开角型青光眼的危险因素，患病概率是正常人的 2～3 倍。近视的患者由于眼轴拉长，视网膜周边部容易出现格子样变性，导致视网膜裂孔，引起孔源性视网膜脱离。近视还可能会引起玻璃体变性、液化，导致玻璃体混浊、飞蚊症等。

高度近视还会导致巩膜扩张、变薄，出现后巩膜葡萄肿，诱发脉络膜新生血管，还可能会导致视网膜劈裂、黄斑裂孔、视网膜漆裂纹、视网膜色素上皮缺失和萎缩等眼部病理改变。因此，建议近视人群尤其是高度近视的人群定期做眼科检查，及时发现眼部的病变。

5. 近视患者还容易出现颈椎病。很多需要长时间对着电脑工作的人，因为近视就离电脑很近甚至可能趴在电脑上看。这么看电脑需要头部向前伸或低头，脖子十分僵硬，颈部疼痛。时间长了，头晕眼花，很容易得颈椎病。

6. 视力差，不容易看清楚或认错人，容易造成误会，影响人际交往。

二、如何科学预防青少年近视的发生？

近年来，由于中、小学生课程紧张、作业繁重，以及电子产品的广泛使用，使不少儿童和青少年加入了近视眼的行列。

青少年的近视开始多为假性近视，是由于用眼过度、调节紧张而引起的一种功能性近视，如果不及时进行解痉矫正，日后就会发展成真性近视。预防近视要从小培养儿童良好的用眼卫生习惯。近视问题应当引起社会的关注，积极采取措施预防近视，保护视力。防止近视应注意以下几点。

1. 培养正确的看书、写字姿势，不要趴在桌子上或扭着身体。书本和眼睛应保持 30 厘米的距离，不可过近或过远。身体离课桌应保持一个成人拳头的距离，手应离笔尖一寸，

学校课桌椅应适合学生身材。

2. 看书、写字时间不宜过久，每持续30～40分钟后尽量休息一段时间。眼睛向远处眺望，多看绿色植物，做眼保健操、防治近视揉耳操等。

3. 走路或乘车时不要看书。由于车的颠动，书本与眼睛的距离不断改变，眼睛不断地变化调节。如书本字迹过小或印字模糊不清，则易引起视觉疲劳。

4. 不要躺着看书，躺着看书是不好的习惯，一方面不能保持合理的距离；另一方面，也难得到合适的自然采光和人工照明，易出现视觉疲劳。

5. 注意阅读的光线，视力的变化随照明度而增加。在照明不足的条件下阅读，只有将书本拿得更近才能看清楚，因而促使眼的调节紧张。故灯与书本的距离要适当，在25瓦的灯光下看书，书本与灯光的距离不应超过半米远。如在60瓦的灯光下看书，则书本与灯光的距离以1米远较为合适。读书、写字要有适当的光线，光线最好从左边照射过来。不要在太暗或太亮的光线下看书。

6. 教室内的灯光照明要充分，灯悬挂距桌面1.5～2米；黑板前方最好增加2盏带有集光灯罩的局部照明，既增加黑板的亮度，又防止产生眩光。

7. 连续阅读的时间不宜过长，过长时间的阅读可造成调节痉挛，睫状肌的灵活性降低，而形成假性近视，如得不到及时治疗，则可能会发展为真性近视。一般阅读30分钟左右应抬头向远处眺望一会，阅读1小时后，应休息10分钟，以便消除调节肌肉的疲劳。

8. 教导学生写字不要过小过密，更不要写斜体字或草书，写字时间不要过长，书本与视线的角度要合理，当书本平面与视线成直角时，在视网膜上所形成的影像最清晰，而且也不易引起颈部肌肉疲劳，最好桌面设计有12°～15°的坡度。

9. 积极开展体育锻炼，保证学生每天有1小时的体育活动。

10. 不要长时间看电视，看电视本身对眼是无害的，但长时间看电视会引起视疲劳。不要坐得距电视太近。电视机的位置，不要高过双眼水平视线。眼与荧光屏的距离不应小于荧光屏对角线长度的5倍。看电视时室内应开一盏灯，有利于保护视力。在持续看电视3～4小时后要有1次短时间的休息，眼睛向远处眺望，或做眼保健操来放松眼睛，缓解疲劳。

11. 应多吃富含维生素A的食物，如各种蔬菜、动物的肝脏、蛋黄等。胡萝卜含维生素B，对眼睛有好处，适当补充叶黄素更好。多吃动物的肝脏可以治疗夜盲症。近视患者普遍缺乏铬和锌，应多吃一些含锌和铬较多的食物，如黄豆、杏仁、紫菜、海带、羊肉、黄鱼、奶粉、茶叶、肉类、肝类等。少食用含糖高的食物。

12. 打羽毛球、乒乓球可预防近视，在打球过程中眼睛需快速追随羽毛球和乒乓球这类灵活性很强的小球的运动轨迹变化，这对5～9岁的孩子的眼球功能完善有意想不到的好处。

13. 尽量减轻少年儿童的视力负担，要长期坚持眼睛的保护保健，每天坚持做眼保健操、防治近视揉耳操等。还可选用推拿按摩法、耳穴贴压法等进行保健和辅助治疗。经常测视力，及时发现视力问题，及时采取措施，防大于治，不要等到已经近视后再去治疗，这样会使治疗起不到显著作用。

14. 坚持进行眼部按摩。利用眼部穴位自我按摩，有助于减轻眼肌疲劳，增强眼部血液循环，改善视功能，从而收到预防近视和保护视力的效果。

三、儿童近视和吃过多甜食有关系吗？

五颜六色的美丽糖果、美味可口的巧克力、冰淇淋对孩子有极大的诱惑力，但是儿童近视和吃甜食的确有一定的关系。

甜食中的糖分在人体内代谢时，需要大量维生素B1帮忙，还会降低体内钙的含量。维生素B1对视神经有养护作用，其含量的高低会影响视神经的状态。而钙是眼部组织的"保护器"，体内钙缺乏，不仅会造成视网膜的弹力减退、晶状体内压力上升、眼球前后径拉长，还可使角膜睫状肌发生退行性病变，从而使眼球壁弹力减弱，使近视程度加深。

要预防或避免近视加深，首先就是要帮助孩子养成良好的饮食习惯。1岁前，宝宝的食物中不要添加任何含糖物质。1岁后，可适当吃些含糖量低的食物。酸奶、饼干、巧克力类的食物要到3岁以后才能吃。根据《中国儿童青少年零食消费指南》数据表明，食用巧克力的频率以每周1～2次为宜，每次只吃1小块，且尽量选择可可脂含量超过50%的黑巧克力。像各种蜜制类的食物，如果脯、话梅、蜜枣及高糖糕点等不建议给孩子吃，还要尽量少给孩子喝含糖量高的饮料。

作为父母一定要注意控制孩子吃甜食的次数和程度，甜食不但可以导致孩子近视，还会造成孩子出现肥胖现象，影响孩子的健康成长。

四、怎样准确判断孩子患了近视？

近年来，近视患者逐渐低龄化，很多孩子从小就被查出近视，这对家长及孩子都是很痛苦的。近视会让孩子看不清事物，对生活、学业、心理都会带来很大的负担和影响。所以家长应该重视孩子的用眼卫生，平时一定要注意让孩子保护好自己的眼睛。那么家长如何来判断孩子的眼睛是否出现了异常？是否已经开始变成近视眼了呢？

1. **总是揉眼睛**

这个时候家长要确认孩子眼睛是否长了东西，如果没有，也没有进沙子或者飞虫等异物，孩子不哭不闹就是揉眼睛，那么家长就要考虑孩子是否有了近视的征兆。

2. **总是眯着眼睛看事物**

因为眼球发生变化，对于远处的事物用眯着眼睛的方法会看得更清楚一点，所以孩子就会眯着眼睛看物体，这个时候孩子大概率是患上了近视。

3. **近距离看事物**

因为近视只能看清楚近处的物体，尤其是文字，所以孩子就会把书本拿得很近去阅读，如果离远了就看不清楚。看电视时孩子也喜欢近距离去观看，这样才容易看清楚。当家长发现这样的现象时，孩子可能已经开始近视了，至于近视的度数应该去眼科医院确诊。

4. **时常会皱眉头**

皱眉头的同时可以改变眼睛看物体的状态，所以当孩子频繁或长时间地皱眉头的时候，家长就要考虑孩子的眼睛是否出现了问题。

五、儿童近视的主要原因

1. **用眼时间过长**

有的儿童连续看书、写字、做作业、看电视等 3～4 小时不休息，甚至到深夜才睡觉休息，这样会使眼内外肌肉长时间处于紧张状态而得不到休息。久而久之，当看远处时，眼睛的肌肉不能放松而呈痉挛状态，这样看远处就感到模糊而形成近视。建议看书、写字、做作业、看电视后一段时间应休息一会，也可以向远处眺望。

2. **照明光线过强或过弱**

光线太强，如阳光照射书面等，会引起强烈反射，刺激眼睛，使眼睛不适，难以看清字；相反，光线过弱，书面照明不足，眼睛不能清晰地看清字，头部就会向前倾，凑近书本。以上两种情况均使眼睛容易疲劳，由于眼睛的调节过度或痉挛而形成近视。

3. **用眼距离过近**

儿童近视以长期用眼距离过近引起者为多见。儿童眼睛的调节力很强，当书本与眼睛的距离达 7～10 厘米时仍能看清物体，但如果经常以此距离看书、写字就会使眼睛的调节异常紧张。有很多近视患者由于写字时头趴得太低，眼睛与书本距离太近，而形成屈折性（调节性）近视，即所谓的假性近视，也就是中医所说的"能近怯远"症。

如果长期调节过度，使睫状肌不能灵活伸缩，由于调节过度而引起辐辏作用加强，使眼外肌对眼球施加压力，眼内压增高，眼内组织充血。加上儿童眼球组织娇嫩，眼球壁受压渐渐延伸，眼球前后轴变长，超过了正常值就形成了轴性近视眼，也就是所谓的真性近视。

4. **使用手机、电脑无节制**

许多家长都给孩子配备了手机，家里也买了电脑。但由于这些电子产品的趣味性强，孩子自律性不强，使用起来没有节制。一些家长还把手机、平板电脑当作"哄娃神器"，儿童甚至幼儿都无休止地看手机、玩游戏，眼睛自然容易疲劳引发近视、弱视等，甚至有更严重的后果发生。长时间玩手机、玩电脑，也使得孩子户外活动时间减少。在户外，物体再近，也要比在屋里远。有研究证明，常在户外运动的孩子比不常出门的孩子患近视的概率低。

5. **在行进途中看书或手机**

在行车途中或走路时看书、看手机。有的青少年为了充分利用时间，边走路边看书或在行进的车厢里看书、看手机，这样对眼睛很不利。因为车厢在震动，身体在摇动，眼睛和书本距离无法固定，加上照明条件不好，加重了眼睛调节的负担，经常如此就可能引起近视。

6. **躺着看书、看手机**

许多青少年喜欢躺在床上看书、看手机，这是一种坏习惯。因为人的眼睛应保持水平状态看书，使调节与集合（辐辏）取得一致，减少眼睛的疲劳。如果躺着看书、看手机，两眼不在同一水平状态，眼睛与书本距离远近以及两眼视线上下左右不一致，书本上的照度不均匀，这些情况都会使眼睛的调节紧张，而且容易把书本移近眼睛，这样会加重眼睛负担，久而久之就形成了近视。

7. **营养不良**

缺钙、锌等，或因为挑食而导致身体缺乏一些营养物质，也可能导致近视。

六、儿童近视的发病因素有哪些？

1. 病理生理因素

少年儿童的眼球正处在生长发育阶段，调节能力很强，眼球壁的伸展性也比较大。进行阅读、写字等近距离工作时，不仅需要发挥眼的调节作用，双眼球还要内聚，这样眼外肌对眼球施加一定的压力，久而久之，眼球的前后轴就可能变长，形成近视。轻度或中度近视除视远物模糊外，并无其他症状。高度近视的前房较深，瞳孔较大，眼球因前后轴长而显得稍有突出，在视盘颞侧可见白色或灰白色新月形斑，称为近视半月斑。这是由于巩膜向后伸长，视网膜色素上皮及脉络膜与视盘颞侧边缘脱开，露出巩膜或部分脉络膜与巩膜的缘故。后极部巩膜不断向后扩张在黄斑部可出现膝裂样条纹和视网膜下新生血管，附近视网膜、脉络膜出现斑块状萎缩变性，导致后巩膜葡萄肿。黄斑部常有色素增生，甚至出血，形成萎缩斑。此类患者还常伴有玻璃体液化、混浊，少数还可能发生视网膜脱离及并发性白内障。轻度及中度近视，眼部无特殊改变，但亦有近视半月斑及豹纹状眼底改变。近视也可以导致集合功能不全，发生外斜视。

2. 遗传因素

研究认为患有高度近视的双亲家庭，下一代近视的发病率较高。高度近视具有一定的遗传倾向已被公认，但对一般近视遗传倾向则不很明显。

3. 环境因素

近视的发生和发展与近距离用眼的关系非常密切。由于长时间近距离用眼而导致眼球的前后轴变长，每增长1毫米就达到3.00D屈光度（也就是通常说的300度）。当然这种近视绝大多数为单纯性近视，一般度数都比较低，发病多在青春期前后，进展也比较缓慢，有人把这种近视称之为真性近视，以便与假性近视进行区分。

七、小球类运动对儿童预防近视有帮助吗？

答案是有帮助。打乒乓球、羽毛球对眼睛是非常有好处的，具体好处如下。

1. 通过打乒乓球、羽毛球，可以增加眼部肌肉活动，通过眼部肌肉快速的收缩与舒张，促进眼球上下左右运动，增加眼球的灵活性。

2. 因为打乒乓球、羽毛球的时候，眼睛要注意时刻观察对手挥拍的情况，还要关注飞行的球体，使眼球加速运动，可以促进局部新陈代谢，增加眼部供血供氧，眼部的睫状肌就会不断收缩、放松，从而大大促进眼球组织的血液循环，改善睫状肌功能。长期锻炼，能提高视觉灵敏度和眼睛的反应能力，使视觉敏感度明显提高，有助于恢复视力，预防近视。

3. 打乒乓球、羽毛球是一种全身运动，也是一种比较优雅而健康的运动形式，可以使眼睛变得炯炯有神并缓解精神压力。

八、假性近视如何预防和治疗？

预防和治疗假性近视可采取以下方法。

1. 眼珠运动法

头向上下左右旋转时，眼珠也跟着一起移动。

2. **眨眼法**

头向后仰并不停地眨眼，使血液畅通。眼睛轻微疲劳时，只要做2～3次眨眼运动即可缓解。

3. **热冷敷交替法**

把一条毛巾浸泡在比洗澡水还要热一点的热水里，另一条毛巾浸泡在加了冰块的冷水里，先把热毛巾放在眼睛上约5分钟，然后再把冷毛巾放在眼睛上约5分钟。

4. **眼睛体操**

将中指放在眼窝和鼻梁间，手掌盖住脸部来回摩擦约5分钟。然后脖子各向左右两个方向慢慢转动，接着闭上双眼，握拳轻敲后颈部10下。

5. **看远看近法**

向远处看3分钟，再看手掌1～2分钟，然后再看远处，这样远近交换几次，可以有效消除眼睛疲劳。

6. **劳逸结合防近视**

避免长时间连续操作电脑和看书，千万注意不要等到感觉眼睛疲劳时才休息，而应该是每隔1小时左右休息10～15分钟，休息时看看窗外的绿树或眺望远方，或者做做眼保健操，使眼睛充分放松。

九、近视患者需要补充哪些营养物质？

1. **蛋白质**

就巩膜来说，它能成为眼球的坚韧外壳，就是由于含有多种必需氨基酸，构成很坚固的纤维组织。巩膜虽有一定的坚韧性，但在眼轴前后径部位仍比较弱。肉、蛋、奶等动物性食物不仅含有丰富的蛋白质，而且含有全部必需氨基酸。

2. **钙**

钙是骨骼的主要构成成分，也是巩膜的主要构成成分，钙是眼部组织的"保护器"。钙的含量较高对增强巩膜的坚韧性起主要作用。体内钙缺乏，不仅会造成眼睛视网膜的弹力减退、晶状体内压力上升、眼球前后径拉长，还可能使角膜、睫状肌发生退行性病变，易造成视力减退或近视。多吃含钙丰富的食物，如乳类、豆类、菌类、干果类及海产品类食物，并与维生素D搭配食用，利于钙的吸收。

3. **铬和锌**

近视患者普遍缺乏铬和锌，应多吃一些含铬和锌较多的食物。食物中如黄豆、杏仁、紫菜、海带、黄鱼、茶叶、肉类、肝类等含锌和铬较多，可适量增加。

4. **维生素A**

也称视黄醇，在人体视觉的形成中发挥着重要作用。它参与视网膜内视紫红质的合成，如果维生素A不足，则眼睛对黑暗环境的适应能力就会减退，严重者可能导致夜盲症。维生素A和β-胡萝卜素有助于补肝明目，缓解眼睛疲劳。维生素A主要存在于各种动物的肝脏、鱼肝油、蛋黄中，植物性食物只能提供维生素A原。β-胡萝卜素主要存在于胡萝卜、西红柿、菠菜等蔬果中。应多吃坚果类食物，多吃富含钙、蛋白质、维生素A的食物。维生素B1、维生素B2、维生素C及维生素E等，也是人体必需的营养物质。它们在人体质和能量代谢中起着极为重要的作用。用食疗方法辅助治疗近视时，应适当多补充富含这些维生素的食物。

5. 适当补充叶黄素

叶黄素是β-胡萝卜素家族中的一员，对视网膜可以起到保护作用，也是视网膜黄斑的一种重要的色素，必须由食物摄入，人体不能自行合成。叶黄素可以抗自由基，防止蓝光对眼睛的损害。还可以保护我们的视力，减少白内障和黄斑病变的发生，因此应适当补充。

6. 微量元素

医学研究表明，近视眼与微量元素硒缺乏有关。微量元素硒、锌、铬可以改善眼部组织功能，防止视力减退。含硒多的食物有动物肝脏、蛋、鱼、贝类、大豆、蘑菇、芦笋、荠菜、胡萝卜等，应适当补充。

还要多吃些粗粮和新鲜蔬菜，新鲜蔬菜中的维生素B、维生素C、维生素E对眼睛有保护作用。

7. 中药疗法

例如菊花茶，对治疗眼睛干涩、疲劳、视力模糊有很好的疗效。自古以来就有菊花可以养眼护眼的说法。除了用菊花水涂抹眼睛，平常不妨泡些菊花茶喝。若每天喝几杯菊花茶，不仅能使眼睛疲劳症状消失，对恢复视力也有帮助。菊花应选花朵小且颜色泛黄的，将干燥后的菊花泡水或煮水喝即可。也可以配枸杞泡茶喝。也可将菊花、决明子以及枸杞3味中药一起泡茶饮用，均能起到明目作用。

十、少年儿童过度看手机会导致近视吗？

答案是肯定的。如果少年儿童看手机的时间不长，并且和手机保持合适的距离，则一般不会导致近视。频繁地看手机或者看手机时的姿势不当，距离过近，是导致当今幼儿及少年儿童近视的主要原因之一。少年儿童出现近视，主要与长时间盯着手机、电脑屏幕有着直接的关系出现近视。如果少年儿童经常在家里沉溺于玩手机游戏、看视频，并且在室内的时间比较长或长时间近距离用眼致眼睛疲劳，就会直接危害视力，也会增加患近视的风险。所以放下手机到户外活动就是很好的近视预防措施。

如果父母双方都是高度近视的患者，则更要严格控制孩子长时间玩手机。玩手机就说明手机不是短时间应用而是用于"玩"，就是有可能持续很长的时间。如果长时间近距离地使用手机，眼睛里边的睫状肌就会处于痉挛性收缩，除了会引起眼睛的疲劳、疼痛，长时间的睫状肌痉挛会导致近视的发生或者是加重近视度数。所以长时间玩手机最终会导致近视或使近视加深。所以，一定要避免长时间、无节制地玩手机。

医学研究表明，经常在户外活动、接触阳光的孩子，患近视的概率就会比较低。因此为了避免孩子出现近视，应该多带孩子到户外活动，控制孩子使用电子产品的时间。

十一、如何正确健康地使用手机？

夜间使用手机应注意以下几点。
1. 调低手机屏幕亮度，很亮的屏幕与漆黑的环境对比太大，容易使眼睛疲劳。
2. 最好开个小夜灯，以防因太亮的屏幕与太暗的环境对比太强而伤害眼睛。
3. 尽量使用夜间模式，以减缓眼睛的疲劳感。

平时使用手机应注意以下几点。
1. 屏幕向下倾斜45°。眼睛与手机保持30～50厘米的距离。
2. 不要侧身玩手机，否则容易造成眼睛视力偏差。更不能长时间躺着看手机。
3. 不要在黑暗的环境中看手机。
4. 尽量避免长时间不间断地玩手机，以免严重危害眼睛，造成视力损害和引起眼病。

十二、如何在看电视时护眼？

1. 看电视时人与电视机应保持3米以上的距离或保持电视画面对角线5倍以上的距离。
2. 电视屏幕的高度应与看电视人的视线平行或稍低一些，并且角度不要太偏，最好在30°内。
3. 电视机要放在背光的地方。
4. 电视的亮度要合适，不能过亮或过暗。
5. 室内光线要充足，不可明暗相差太大。
6. 尽量避免长时间看电视，看一段时间应休息一会儿，也可做眼保健操来缓解视觉疲劳。

十三、长时间操作电脑时如何护眼？

1. 电脑屏幕最好背向或侧向窗户，避免出现反光现象。
2. 电脑操作台应低于一般课桌的高度，座椅最好高低可调。电脑屏幕中心应与胸部在同一水平线上。
3. 电脑屏幕与眼睛之间的距离应不小于50厘米，视线应略低于平视线10°～20°。
4. 电脑操作间的光线不应太弱或太强（12平方米的房间安装一盏40瓦日光灯即可达到所需的照度）。
5. 不要连续不间断地盯着电脑屏幕，最好操作一段时间后停下来闭眼休息一会儿或做做眼保健操、防治近视揉耳操，看看远处等，这样可以及时缓解视疲劳。

十四、儿童散瞳验光对眼睛有害吗？

临床上为14岁以下的儿童验光时，要进行散瞳。儿童散瞳后出现畏光、视物模糊的症状，这引起了不少家长的担心，认为散瞳药对孩子的眼睛有害，于是纷纷跑来询问，甚至有的人要求不做散瞳验光。儿童为什么要散瞳验光呢？原因如下。

1. 儿童时期调节、辐辏功能较强，特别是有屈光不正的儿童，如不散瞳，则可隐藏一部分调节功能，影响验光的准确性。

2. 散瞳后可很好地检查眼底，特别是年纪较小不合作的儿童，便于医生观察其眼底有无器质性病变。

儿童散瞳验光对眼睛是无害的。散瞳后出现的畏光、视物不清是由于药物作用导致的结果。验光时常用的散瞳药有阿托品、后马托品，它们均能阻断胆碱能神经对虹膜括约肌和睫状肌的兴奋作用，而使瞳孔扩大和睫状肌麻痹。由于虹膜括约肌麻痹，瞳孔开大，不能控制进入眼内光线的数量，所以引起畏光现象。另外，由于睫状肌麻痹，看近的东西时不能使用调节，出现视近物模糊的现象。这些现象是在散瞳药的作用下出现的，一旦药物的作用减弱，这些症状也就随之消失。使用阿托品后一般20天左右瞳孔会恢复正常，使用后马托品后约7天瞳孔会恢复正常，所以不必担心。

十五、近视患者长期戴眼镜是否会导致度数加深？

近视患者配了眼镜而不戴，或仅在用眼时佩戴使用，这在临床上并不少见。其原因是他们顾虑戴上近视眼镜就摘不下来了，担心度数会越来越深。实际上这种想法是毫无根据的。近视患者佩戴眼镜能够提高视力，有利于工作和学习，对存在视疲劳的患者还可以解除或减轻症状。相反，近视患者不戴眼镜，在阅读或近距离工作时，被迫将物体移近眼前，引起过度辐辏作用，增加眼睛的疲劳，还会导致近视的发展。为什么有人认为戴上近视镜就摘不下来呢？这是因为佩戴合适的眼镜后，视力提高，对所观察到的外界环境感到非常清晰，再摘下眼镜，视物模糊，于是误认为视力比戴眼镜前降低了。但通过对比发现并无任何变化。这种现象可从以下方面得到解释。一方面是可能眼镜度数超过了近视程度，从而在原有近视的基础上，加上假性或调节性近视；另一方面是可能在习惯于戴镜视物后，一旦摘去眼镜，视力便有不如前的感觉。再者也应当承认，如果戴了眼镜，但不注意预防措施，仍然会出现近视加深的可能性。还有一种情况也应引起注意，即佩戴了合适的眼镜，但视力仍继续下降，需经常换镜，这样的患者应警惕青光眼的存在。

十六、如何鉴别真性近视和假性近视？

主要通过散瞳验光来区分真性近视与假性近视。比如12岁以下的儿童建议在睫状肌麻痹后做散瞳验光，12岁以上的青少年可以做快速的散瞳验光。通过散瞳以后，睫状肌痉挛引起的假性近视就得到了彻底的解除，散瞳以后睫状体处于麻痹状态，它引起的假性近视也会消失，这种情况下检测到的屈光度数也就是真实的近视度数。

如果散瞳验光以后没有检测到近视的度数，则视力下降就是假性近视导致的。假性近视通过睫状肌麻痹以后可以得到缓解。

真性近视多由眼轴过长或屈光力过强所导致，在睫状肌麻痹的状态下，平行光线经眼曲折后，不聚焦于视网膜上。

真性近视是由于调节紧张所引起的一种屈光性改变，视力降低无波动性，休息后无缓解，常伴有家族史和近距离工作史。其近视眼的远点在有限范围以内，近点较正视眼近，较少使用调节，发生的年龄较迟，也不易引起视觉干扰现象。眼底检查时，除用凹透镜方可看清眼底外，高度者多有近视弧、Fuchs斑，常合并有玻璃体混浊、玻璃体液化和视网膜脱落等。

假性近视有长期从事近距离工作史，远视力降低程度不太严重，且视力易于波动和不稳定，改变工作环境后，视力有所回升的特点。其近点和正视眼的近点相同，多伴有视觉干扰症状，经休息可消失。视觉干扰症状表现为头晕、头痛、视文字忽清楚忽模糊，甚至恶心呕吐。

鉴别真假近视的方法有动态检影法、云雾法、睫状肌麻痹法等多种检查法，但现在认为最可靠的方法是睫状肌充分麻痹后再进行检查验光，以求其眼睛的全屈光而加以鉴别。

在青少年发育期间由于不良的用眼习惯，通常开始为假性近视，久而久之就会演变成真性近视。如果能及早纠正不良的用眼习惯，合理使用眼睛，减少学习负担，就可以预防近视。如读书写字姿势要端正；眼睛与书本的距离经常保持30厘米；读书写字1小时后要休息，向远处目标看一会；注意锻炼身体和做眼保健操等。

假性近视不需要佩戴眼镜，只要合理使用眼睛，点用睫状肌麻痹剂，视力还可以恢复。若是真性近视，则大多需要佩戴眼镜。

十七、如何进行视力检查？

视力是衡量眼睛好坏的主要标志，有眼病的患者要进行视力检查以估计眼病的轻重，以便于做出进一步诊断。检查视力的方法有两种，即远视力检查法和近视力检查法。

1. 远视力检查法：常用的视力表有国际标准视力表、司奈伦氏视力表、对数视力表和为小儿特制的图画视力表。检查时将视力表悬挂在明亮处，高度以表的末端几行与被检者的两眼等高为准，各行照明应均匀。检查的距离为5米，若不足5米时，可将视力表置于被检者头上，在表的对面2.5米处置一平面镜，让被检者辨认镜中反射的视力表。

检查时两眼应分别检查，先右后左。检查一眼时，另一眼用遮眼板或纸片严密遮盖，但千万不能对眼睛施加压力，否则影响检查的准确性。另外，检查顺序要自上而下进行，一般能连续认出3个符号者则进行下一行辨认。若在一行中有一小部分不能认出则记录为该行视力减几，例如，0.9-2。如一行不能认出一半者，则记录上一行之视力加几，例如，0.8＋3。如被检查者在0.5米处不能认出第1行大符号时，则让被检者在较暗的背景下辨认手指并记录其距离。如果不能数指时，应在明亮的背景下辨认手动并记录其距离。若不能辨认手动（摆动），则在暗室中测验有无光感，若无光感时可记录失明或黑蒙。

对戴镜者要分别查裸眼和戴镜的视力。对初次就诊的幼儿，要耐心、热心，设法去除他们的恐惧感，并先让其父母教他们了解视力表。据临床观察表明一般3岁以上的幼儿经几次教认后基本上可以配合检查。

2. 近视力检查法：近视力是检查被检者眼部调节的能力，可与远视力结合起来对屈光不正进行判断，常用耶格近视力表或标准近视力表。照明可采用窗口处的自然弥散光，也可采用人工照明。检查的标准距离为30厘米，对于屈光不正者可手持近视力表前后移动直到能看到最后一行字标为止，以估计其屈光性质和度数。不管哪一种近视力表，若被检查者连第1行的符号都不能看清或无法辨认时，则记录为"0"。视力检查的准确与否直接影响对眼病的诊断和治疗，所以要认真细致。

十八、引起视疲劳的因素有哪些？

视疲劳是指用眼不当或长期近距离用眼，使睫状肌处于长期用力收缩状态，进而导致眼睛过于疲劳。视疲劳的表现包括眼眶酸疼、眼睛发胀，甚至眼睛涩、有异物感、视物模糊不清楚等。部分视疲劳严重的患者有时会出现头疼、恶心、呕吐等全身症状。患者应及时休息眼睛，多眺望远处，多进行户外活动，这样可以在一定程度上缓解视疲劳。

引起视疲劳有3方面因素。

1. 眼睛方面的因素：主要有屈光不正，如双眼视力不等、未配镜、佩戴眼镜不合适；眼睛的调节障碍，如假性近视、老视眼；眼肌平衡失调，如辐辏反射功能不足、斜视；屈光参差等。

2. 全身方面的因素：通常有身体虚弱、贫血和内分泌失调。

3. 环境因素：多为温度过高、工作对象细小、工作物游动不定、照明光线过强、过弱或不稳，工作环境噪声较大等。这些因素通过自主神经系统间接或直接地作用于眼睛则引起视疲劳，给患者带来了很大的痛苦，应注意改善。有屈光不正的患者必须配镜予以矫正。辐辏功能不足者，应做笔尖训练或同视机训练。老年人在配制眼镜时，如能加上适度的底朝内的三棱镜于两侧，则可减轻症状。另外要治疗慢性病，增强身体素质，注意改善影响眼睛的环境条件。工作环境无法改变，且视疲劳症状较重的患者，可考虑休息一段时间或调换工作，缓解视疲劳。总之，只要找到其致病原因并给予适当解决，视疲劳症状是会缓解的。

十九、孩子歪脖看东西的原因是什么？

有些家长发现自己的孩子总是歪脖看东西，多在出生后数月被发现，便以为孩子的脖颈出了问题，于是到儿外科就诊，也有的求助按摩医生。其中相当一部分孩子的疗效不明显，甚至有的孩子做了斜颈手术后症状仍无改善。如果遇到一位有经验的医生，在检查孩子排除斜颈时，会建议家长带孩子到眼科就诊，检查是否有斜视。

斜颈为什么同眼科疾病有关呢？这是因为斜颈包括两种，一种是真性斜颈，是由于先天性胸锁乳突肌纤维化引起；另一种是眼性斜颈，系患者为了克服斜视产生的复视与混淆，而将视线转向最优化视野，眼科称之为"代偿头位"。

搞清楚这些问题后，便可以很容易地鉴别出眼性斜颈和真性斜颈。真性斜颈的患者，触之其胸锁乳突肌有挛缩感，遮盖一眼后，斜颈不消失。而眼性斜颈患者，胸锁乳突肌正常，遮盖一眼后，导致双眼视力被破坏，歪脖现象随之消失。所以家长和专科医生应对此问题有所了解，明确诊断，杜绝对孩子"斜颈"的误诊、误治。

二十、佩戴隐形眼镜应注意什么？

目前市场上流行的隐形眼镜对近视等有较好的矫正视力的效果。然而隐形眼镜毕竟是一种异物，佩戴时应注意以下几点。

1. 必须每天取下清洗。
2. 因镜片的透明度不如硬镜，所以矫正屈光不如硬镜好，尤其是高度远视时镜片因为比较厚更为明显，另外对3个屈光度以上的散光不易矫正。
3. 镜片不能长期连续戴用，否则可因角膜氧供应不足、机械性刺激和镜片易藏有诱发炎症的物质而导致角膜水肿、角膜上皮脱落、角膜新生血管、角膜浸润、角膜溃疡，如铜绿假单胞菌感染及真菌性角膜溃疡等并发症，造成视力障碍。
4. 不能滴用带颜色的眼药水或眼膏，否则可使镜片损坏或染色。

佩戴隐形眼镜之前应请眼科医生或配戴师进行眼部检查，确定是否适合佩戴。例如，患有角膜炎、结膜炎、重度沙眼、泪囊炎的患者暂时不得佩戴，痊愈后方可配戴；糖尿病、高血压患者不宜佩戴；工作环境较差者应避免工作时佩戴。对于佩戴隐形眼镜的患者要了解其配戴时间、摘镜后的清洗方式并且要定期复查。

二十一、儿童近视是遗传吗？

近视有显著的遗传倾向，在父母都有高度近视的情况下，子女患近视的概率是非常大的。研究发现，儿童近视在很大程度上与后天的用眼环境有关，遗传因素只占其中的一小部分。有遗传因素的儿童，往往会出现两种情况。第一种情况是近视发生的会特别早，例如，在儿童的用眼初期就可能发生近视；第二种情况，儿童近视发展的速度会非常快，比如第一年发现了近视，为100度，一年之后可能会变成300度。

所以说遗传性近视具有"发病早、发展快"的情况，要早发现早处理。父母有近视，尤其是有高度近视，要针对儿童的情况进行尽早的干预，尽早注意眼睛的保健，如发现近视要及时治疗、及时控制。以免儿童长大后发展为病理性近视、高度近视。病理性近视、高度近视的患者眼底会有一些不可逆的改变，视力会出现不可逆的损伤。遗传性近视的儿童一定要尽早到医院做检查和做出相应的矫正处理。

二十二、儿童近视标准是什么？

儿童的眼球还没有发育成熟，因为儿童的眼轴是短的，多半是远视眼。6岁儿童的视力在1.0以上，5岁儿童的视力是0.8，4岁儿童的视力是0.6，3岁儿童的视力是0.4，2岁儿童的视力是0.2。6岁以上儿童的视力是正常视力。

二十三、患者的近视度数多大年龄不再发展？

一般在18周岁以后近视的度数就变得稳定，不再继续发展，不过也会有特殊情况。病理性的近视不仅取决于年龄，还取决于先天遗传因素，所以不论到了什么年龄段近视都有可能发生。为了避免近视度数增长得过快，不论是在什么年龄段都要合理地用眼。平时尽量减少近距离用眼，使用电脑、手机这些电子产品的时间也要控制一下，空闲的时候尽量增加户外活动的时间，这样可以有效地减缓近视的发展。

也有部分人在成年之后也会出现近视度数增长的情况，尤其是手机的使用使许多人长时间无限制地过度用眼，造成许多成年人视力不断下降、近视度数不断增加。如果近视度数增长不多，100～200度也属于正常的涨幅，则与后天的用眼习惯以及眼内的组织结构的轻微变化有关系，属于生理性的变化。如果成年之后每年近视增长速度仍然很快，则要考虑病理性近视的可能。近视度数很高、增长很快，矫正视力会持续下降，这就是病理性近视的表现。

二十四、真性近视能治好吗？

真性近视大多是不能治好的，尤其是中、高度近视。因为绝大多数真性近视属于轴性近视，也就是眼球前后径变长，致使平行光线入射眼球后，焦点落在视网膜前而不能清晰成像。真性近视形成的原因是睫状肌痉挛造成的晶状体变凸，即使在不需要这种痉挛的时候，它也无法回到正常的状态，所以变成了真性近视。例如把弹簧拉得很长，马上松手，它可以弹回来，但是如果拉久了，把弹簧的弹性全都损失掉了，这时候松手弹簧也弹不回来了。睫状肌就像弹簧一样，痉挛的时间太长了，就无法再弹回以前的形状，就形成了真性近视，很难恢复。

如果是病理性近视或者高度近视，还会有眼底的改变。例如，近视弧形斑、豹纹状的眼底、视网膜下新生血管膜、黄斑出血、形状不规则的各种视网膜萎缩斑等，这些改变都是不可逆的，不可恢复。一般情况下近视只能矫正，尤其是高度近视，大多不能痊愈。成人可以做手术进行矫正。

经过几十年的实践、探索，目前运用耳穴等方法治疗假性近视、轻度近视，对年龄在17岁以下的近视患者具有较好的效果，有一定比例的痊愈率。如度数小、视力基础好，比如视力为0.6、0.8的轻度近视患者，经过耳穴贴压法等治疗方法后，可以使视力提高到1.0以上，达到正常视力标准。

二十五、中医治疗近视的方法有哪些？

中医治疗近视可以通过按摩、针灸以及口服药物的方式，对近视起到辅助治疗和预防、保健的作用，对视力改善有帮助。

在治疗包括近视的很多疾病上，中医治疗总能起到意想不到的作用。中医认为近视有可能是因为心阳衰弱、阳虚阴盛、过度用眼而损耗气血、肝肾两虚等原因造成，视力的好坏与五脏也有着密切的关系，先天不足、肝肾不足等都会导致近视。

中医治疗近视的方法如下。

1. 中药

中医治疗近视主要是根据全身情况采用中药整体辨证论治，中医认为脏腑尤其是肝肾在视力的调节上具有重要作用。研究发现，中药的疗效与近视的轻重程度密切相关，近视程度轻，则有一定的疗效，可以辅助治疗、保健。中成药有石斛夜光丸、明目地黄丸等，还有一些中药方剂、单验方等。

2. 针灸

针灸防治近视是行之有效的方法，已得到了广泛应用。针灸历史悠久，主要是使用针刺激穴位以促进血液循环，缓解眼部疲劳。治疗近视时，针灸的穴位主要有心俞穴、肾俞穴、肝俞穴、脾俞穴、三阴交穴、足三里穴。针灸以上穴位，可以达到养血明目和补益肝肾的效果，从而有效治疗近视。注意，针灸需要专业人士操作，以保证疗效和安全。

临床采用较多的是在传统穴位上扎刺，如有报告认为针刺翳明穴，在临床观察的173只眼中，其有效率高达91.9%，从针灸此穴开始到退针之间的30分钟内，患者的视力都有了不同程度的改善，从而证明针刺对近视的治疗效果显著。

3. 梅花针

用梅花针刺激相关穴位的方法、原理和作用与针灸相同，适用于耳穴区、体穴及病灶局部。本法由古代的"毛刺"发展而来。《灵枢·官针》中说："毛刺者，刺浮痹皮肤也。"

4. 点穴

通过用手指、点穴棒等点按、揉按相关穴位，能够缓解肌肉痉挛、促进血液循环、缩短球距，所以对多数青少年近视眼有治疗作用，使其视力有不同程度的提高。

5. 中医穴位按摩等方法

通过中医穴位按摩刺激的方式改善眼部的血液循环，能够缓解眼部肌肉疲劳，达到缓解近视的效果。众所周知，按摩可以缓解疲劳，疏通全身经络和脏腑，而针对近视的按摩还可以养血明目。也可以通过选经取穴，采用穴位按摩，刺激眼部周围神经感受器和末梢血管，有效改善眼部周围血液循环和内神经调节，恢复眼肌的生理调节，从而获得局部和全身综合调整，以恢复眼球的正常生理功能。该方法简便易行，保健效果显著。

治疗近视的按摩手法是先找准背部督脉和两侧膀胱，进行几次推、按、捏、拍，再点按肾俞穴、肝俞穴、命门穴。然后在下太冲穴、光明穴、三阴交、合谷穴、劳宫穴、曲池穴处点揉，最后按揉头部和眼睛周围的穴位。需要注意的是，要用适当的力道进行按摩，最好在预防近视阶段就开始按摩。眼保健操属于中医推拿按摩范畴。

6. 药膳

中医认为脏腑尤其是肝肾在调节视力方面起到重要作用，所以近视患者要多吃滋补肝肾的食物。猪肝、海参、菊花茶、枸杞都是对肝肾有益的食物，可以养血清目。建议平时用莲子、大枣、核桃、猪肝、枸杞煮粥食用，既能补益肝肾、养血清目，又美味可口。

二十六、贴耳穴可以治疗近视吗？效果如何？

答案是可以的。贴耳穴就是刺激耳郭穴位，通过经络、神经传导，达到活血化瘀、通经活络、明目等功效。而近视分真性近视和假性近视，假性近视通过贴耳穴基本都可以痊愈。假性近视如果不及时治疗会转变为真性近视。对于真性近视，可以通过贴耳穴配合做眼保健操、散瞳缓解睫状肌疲劳等方法治疗。轻度的近视大多可以痊愈；中度、重度近视可以起到缓解症状、控制和延缓发展的作用。真性近视使用耳穴贴压法针不能痊愈，但仍可以用于等治疗和保健，贴耳穴后要注意用眼卫生，合理用眼，预防度数加重。

二十七、针灸可以治疗近视吗？

针灸可以治疗近视，这里所说的近视是指假性近视；对于真性近视，轻度的效果会好一些，中度、重度针灸治疗效果不好。近视一般是由于用眼不当，长期看近距离的物体导致眼肌疲劳，从而引起视力下降。针灸可以刺激眼睛周围的穴位，或者按照经络理论循经远端取穴治疗近视，能够改善眼睛的血液循环，促进眼肌的疲劳恢复，从而改善症状，提高视力。

二十八、肝和眼睛有什么关系？

在中医理论中，肝属于五脏之一，肝和眼睛的关系最为密切，表现为肝开窍于目，目为肝之外候。含义是目是藏于体内的肝脏通向体外的窍道，肝所受藏的精微物质能够上输于目，供养目窍，维持眼的视觉功能。肝脏发生病理改变时可以从眼部表现出来，比如肝瘀会导致眼干涩等不适症状，肝火旺盛则易得暴发火眼等。肝气通于目，肝和则能辨色视物，肝气调达可以疏畅气机和情志，使气机升降有序，有利于气血津液上输于目，则目得所养而能辨色视物。肝又主藏血，肝受血而目能视，肝藏血有助于目之所需，虽然五脏六腑的精气血皆上注于目，但是肝与目窍直接相通，所以肝藏血对视觉功能影响最大。肝主泪液，润泽目珠，五脏化生五液，泪为肝之液，泪液的生成和排泄与肝的功能有关。肝血不足、气血不通易造成近视。耳穴中的肝穴具有清肝明目、增强目力的作用。

二十九、耳穴压豆法治疗近视的优势是什么？

耳穴压豆法是目前盛行治疗近视的方法，中医耳穴压豆法因其简便、经济、安全、无创伤、疗效显著且不良反应极小等原因，深受广大家长和近视患者的接受和欢迎。相比于其他治疗方法，耳穴压豆法操作简单方便，没有痛苦，副作用也极小。耳穴压豆通常用中药王不留行籽等在耳朵压痛点或特殊耳穴上贴压。每次根据情况选取3～5穴，可双耳取穴。3～5天换贴1次，6次为1个疗程，贴压期间可每天自行按压耳穴3～5次，每穴1～2分钟。

操作方法是，用王不留行籽按压在一些对眼睛有好处的耳穴，如眼穴、屏间前穴、屏间后穴、肝穴、肾穴等，可以起到疏通经络，改善眼睛局部血液的循环，达到治疗近视的作用。

从传统中医理论角度上讲，耳与脏腑、经络系统息息相关。耳穴可以反映经络系统、五脏六腑的疾病，亦可经刺激耳郭反应点（耳穴）对其进行调节，达到治病强身的目的。中医认为近视是因为眼部调节功能失常、脏腑功能失调，肝气不足、眼部气血不畅、先天发育不足或后天用眼不当，"久视伤目"等所致。耳穴具有疏经活血、疏肝明目，健脑宜视的功效，故耳穴诊治法有显著疗效不足为奇。

据临床验证表明，16岁以下未患或已患近视的青少年如果采用耳穴压豆法可有效预防和改善近视。目前北京、上海等大型医院和视力保健机构等都在开展用耳穴贴压等方法治疗近视，大多效果显著，受到了患者的欢迎。因为耳压疗法简便易学、安全副作用小、

第八章 近视（远视、散光、弱视等）防治知识问答

无痛，家长也可以学会，在家进行治疗、保健、预防。中医强调"治未病"，疾病要防患于未然，一旦发现孩子有近视问题要提前干预和治疗。

三十、儿童近视不能做近视激光手术的原因是什么？

近视激光手术的原理是通过激光切削和改变角膜的曲率，从而使近视患者不戴眼镜也能获得清晰的视力。由于近视激光手术要求患者年龄在18岁及以上，近视度数稳定超过一年时才可以进行，所以未成年患者无法进行手术。如果儿童近视患者进行激光手术，则会因为眼球发育还不完善，仍处于发展的黄金阶段，眼轴在逐渐变长，近视度数不稳定，而造成术后出现新的近视，使手术失效。而因为眼睛的特殊性和"娇嫩"，也不能反复手术。

三十一、近视激光手术有哪些危害和后遗症？

近视激光手术是利用激光原理来达到矫正近视的目的。虽然技术发展得较为成熟，但近视激光手术毕竟是"有创"的，也可能会出现包括感染、视力欠矫或过矫、角膜瓣移位、角膜损伤等危害，还可能会出现干眼症、屈光回退、阅读疲劳等后遗症。

1. **危害**

（1）角膜感染：极少数患者因为不注意卫生，或者没有遵从医嘱用药而合并角膜感染。

（2）视力欠矫或过矫：视力欠矫是指手术后可能还会存在一定度数的近视，需佩戴框架眼镜来矫正视力或者需要再次进行手术。此外，还可能出现视力过矫，增加远视的发生概率。

（3）角膜瓣移位：手术后可能出现角膜瓣移位，可通过二次手术复位，角膜瓣断裂不能复位者可能需进行角膜移植。

（4）损伤角膜：手术中激光操作损伤角膜，可能会出现角膜混浊。如果术前角膜较薄、近视度数较高，术后还可能会发生角膜扩张，这些因素都会直接影响到视力。此外，激光切削角膜可能会导致圆锥角膜，视力显著下降，甚至出现角膜穿孔等现象。

2. **后遗症**

（1）干眼症：干眼症是近视激光手术后较常见的后遗症，多由于损伤眼角膜内神经导致。患者会出现眼睛干涩、视物模糊的症状，可以通过点人工泪液缓解症状。

（2）屈光回退：屈光回退指的是手术后一段时间，可能又出现视力下降的情况，需通过重新佩戴眼镜或二次手术等方式矫正视力。

（3）阅读疲劳：部分患者在手术后会出现阅读疲劳感，这可能与手术后眼睛局部没有完全恢复有关系。

（4）其他：可能会出现眩光、重影、夜间视力障碍等后遗症。

三十二、家长及耳穴爱好者能学会耳穴贴压法在家给孩子治疗近视吗？

答案是可以的。因为耳穴贴压的方法简便易学、安全副作用极小，疗效令人满意，假性近视基本都可以痊愈，真性近视（可划分为轻、中、重3度）中的轻度大多可以痊愈，中度的可以控制发展和提高视力，重度经过治疗基本可以控制和延缓发展。由于疗效显著，笔者门诊有大量的近视儿童前来治疗，尤其在放假期间，来自全国各地及国外的一些儿童也在家长的带领下前来治疗。但是由于中、重度近视治疗过程较长，许多患者住在较远的地方，或者一些外地患者无法坚持长时间治疗和巩固疗效，从而导致效果不显著，带来极大的遗憾。因此有许多国外近视儿童家长就提出是否可以将此方法传授给家长，以使其可以方便地在家进行治疗。笔者经过近两年的尝试，已培训了数百名家长。绝大多数都能在家坚持治疗和巩固，取得了令人满意的效果。解决了近视患者不能长期进行治疗的难题。有的家长还给自己的亲朋好友、邻居的孩子进行治疗，甚至还有的被学校请去为学生进行治疗保健。

三十三、揉捏、按摩耳朵有哪些好处？有明目作用吗？

常揉捏、按摩耳朵具有清脑明目的作用，对眼睛、视力是有好处的。笔者根据耳朵的保健、明目等功能编创的"防治近视揉耳操"已经得到推广和应用。常揉捏、按摩耳朵还能美化容颜，使人容光焕发。人之双耳在外的形貌，颇似倒卧在母体腹中的胎儿，映射着人体全身各个部位，因此，适当地掐捏双耳垂，能达到抗衰美容的效果。其重点是运用拇指、食指轻巧而有节奏地捏压耳垂的正中区域，即眼穴位置所在，这是明目、治疗近视及各种眼病的重要穴位。每日2～3次，每次1分钟。持之以恒，既能进行眼保健、美容养颜，又能强身健体。

按摩耳朵有很多好处，主要表现在以下6个方面。

1. 坚持按摩耳朵能够促进疏通脉络，振奋脏腑，起到强壮内脏的效果，能补肾固肾，治疗气虚，对肾虚、尿频、夜尿多的患者可能会有帮助，尤其对前列腺炎、阳痿有一定的效果。

2. 经常按摩耳朵，对患有颈椎病、腰疼、腿疼、头痛、偏头痛、经常头晕的患者也有一定的帮助。

3. 经常按摩耳朵对孩子身体健康有帮助，比如有的孩子经常遗尿、扁桃体发炎、鼻炎发作等，也能缓解孩子的症状。

4. 耳朵上面分布有很多穴位，按摩耳朵能促进相关穴位、对应区域的血液循环，淋巴代谢，促进患者各个部位功能的恢复，起到强身健体、清脑明目、消除疲劳、缓解症状等作用。

5. 有部分听力不好的患者，通过经常按摩耳朵，重点掐捏、揪拉耳垂处对听力会有一定的改善。

6. 若患有某些慢性疾病，在搓耳之后，还应搓相应区域，如高血压患者，可以用拇指搓耳轮后沟。

附录 A 相关论文、资料摘录

一、【耳穴埋针治疗青少年近视眼 1617 例临床疗效观察】（宝顺才）

1. 观察数据及辨证分型

本组 1617 例临床观察患者中，男性 725 例，女性 892 例；发病年龄最小的 6 岁，最大的 25 岁；病程最短为 1 月，最长达 8 年；原视力最差为 0.06，最好为 0.8。按症状辨证分为以下 5 种。

（1）肝型：双目干涩、视物昏花、舌有瘀点、脉弦。
（2）心型：视物模糊、心慌眠差、舌淡脉细弱。
（3）肾型：视物不清、发育欠佳、面色少华、舌淡、脉沉弱。
（4）肺型：视物眼花、体虚弱、出汗、咽喉干痒、舌红少津、脉细无力。
（5）脾型：眼干、体虚弱、身倦无力、面色微黄、舌质淡嫩、苔白、脉缓弱。

2. 选穴

（1）肝型：主穴取肝穴，配穴取眼穴、胆穴、屏间前穴、屏间后穴，加强穴取近视穴。
（2）心型：主穴取心穴，配穴取眼穴、膀胱穴、屏间前穴、屏间后穴，加强穴取近视 1 穴。
（3）肾型：主穴取肾穴，配穴取眼穴、膀胱穴、屏间前穴、屏间后穴，加强穴取近视 2 穴。
（4）肺型：主穴取肺穴，配穴取眼穴、大肠穴、屏间前穴、屏间后穴，加强穴取神门穴。
（5）脾型：主穴取脾穴，配穴取眼穴、胃穴、屏间前穴、屏间后穴，加强穴取脑点穴。

疗效标准：经 1 个疗程治疗后，视力恢复至 1.0 以上为痊愈；提高 2 行以上为有效；提高 0.2 以下或下降为无效。在治疗前后由眼科医生根据国际视力测定标准，在远视力灯下测定。本组 1617 例患者中，痊愈 359 例，占 22.2%；有效 962 例，占 59.49%；无效 296 例，占 18.31%；总有效率为 81.69%。

二、【耳穴埋针治疗青少年近视眼 500 例近期疗法观察】（黄晓珍）

本次观察的 500 例以中小学生与青少年近视患者为主要对象，年龄在 7～25 岁，其中 12～18 岁占 70%；病程为 1～12 年，病程 0.5 年～2 年占 60%，1.0 以上为 20 例；视力 0.02～0.2 为 120 例，0.3～0.5 为 180 例，0.6～0.8 为 100 例，0.8～1.0 为 80 例，1.0 以上为 20 例；已佩戴眼镜的 112 例。取双侧耳部的眼穴，严格消毒后将耳针刺入此穴，并用胶布固定耳针，同时以肝穴、肾穴两穴为辅，将王不留行籽贴于两穴固定，然后进行按揉，使之出现酸、麻、胀感，叮嘱患者每天自行按摩埋针贴药处，并按摩太阳穴、翳风穴、风池穴。按揉时嘱咐患者睁开眼睛向远处观望，看远处的树木从模糊到清晰，1 天 3 次，以晨起为主，5～7 天换 1 次，10 次为 1 个疗程，休息一周再进行第 2 个疗程。一般治疗

2～6次见效，见效后需再行1～2个疗程加以巩固。本次观察的500例患者中痊愈（双眼视力升到1.0以上）48例；显效（双眼视力上升到0.6以上）146例；有效（双眼视力上升而未到0.8）218例，总有效率为82%。

三、【耳穴压籽治疗青少年近视2000例近期疗效观察】（沈新元）

在本次疗效观察的2000例患者中，年龄最小的7岁，最大的23岁，12～18岁占90%。其中重度近视（双眼裸眼总视力0.1～0.5）为702人，中度患者（总视力0.6～1.0）为798人，轻度患者（总视力1.1～2.0）为500人；病程，最短的1年最长的15年。平均病程为3年。

1. 治疗方法：取心穴、肝穴、肾穴、屏间前穴、屏间后穴、眼穴。将王不留行籽贴在上述穴位上，并嘱患者以拇指和食指在被贴压的穴位处按揉，每日按揉3次以上，每次不少于3分钟，每隔3天换另一耳贴压，8次为1个疗程。

2. 疗效标准及疗效结果：从2000例患者中，随机抽出200名进行统计，按病情程度分为重、中、轻3组。以1个疗程的前后视力提高不足0.2者为无效；提高0.2以上，但不足0.4者为有效；提高0.4以上，但双侧视力各不达1.0者为显效；双侧视力各恢复至1.0以上者为痊愈。结果重度70例、中度80例、轻度50例，总有效率为74.5%。

四、【综合法刺激耳穴治疗近视139例】（成碧贤）

对随机抽样的139例患者均用国际标准视力表进行远视力和近视力测试，治疗前裸眼视力最低为0.04，最高为0.9，近视力均高于1.0。

1. 选用穴位：肝穴、肾穴、眼穴、屏间后穴、皮质下穴、神门穴，用探针针刺在最佳敏感点，每次在一侧取穴，左右交替。

2. 治疗方法：采用当归、红花、胡椒等药浸泡王不留行籽1周；将浸泡后的王不留行籽贴在适当大小的胶布上备用。用特制小钢夹夹在眼穴、皮质下穴、肝穴、肾穴最佳敏感点，10分钟后取掉钢夹，用75%酒精进行局部皮肤消毒后，将王不留行籽用胶布贴压在所选穴位上。叮嘱患者每天按压3～5次，每次2～3分钟，以耳有灼热感为度。治疗期间及治疗后均要注意用眼卫生。

3. 疗程：每周换药3次，2周为1个疗程。

4. 治疗标准：痊愈为视力达1.0以上者；显效为视力提高4行以上者，进步为视力提高1～3行者；无效为视力提高1行或未提高者。

5. 治疗结果：本组治疗的268只眼中，痊愈46只眼，显效41只眼，进步147只眼，无效34只眼，总有效率为87.3%。

五、【音乐耳针防治青少年近视】（严仁芳等）

本次调查对象为视力不良的学生，随机分为对照组（66只眼）和治疗组（75只眼）。

治疗前用对数视力表按统一标准检查视力，用近点尺作调节范围检查，用小瞳检影做屈光度检查。治疗时先用仪器在耳郭上探得"敏感点"，做上标记，根据患者全身情况确定取穴。用特制治疗电极夹于所取耳穴并启动仪器，让患者在音乐和语言的引导下保持安静，放松全身。调节仪器输出量致耳穴产生麻、胀、跳动感至个人耐受为度。治疗中患者随音乐或灯光变化交替看远处（5米）和近处（30厘米）刚好看不清的视标或图像。每天治疗1次，每次20分钟，10次为1个疗程，共治3个疗程。

疗效及疗效标准：对数视力达5.0以上者为痊愈。治疗组21只眼，占28.0%，对照组3只眼，占4.5%；治疗前后视力增或减1行者为视力下降，治疗组1只眼，占1.33%，对照组17只眼，占25.8%；治疗后视力下降2行以上者为视力不变，治疗组6只眼，占8%，对照组37只眼，占56.1%；视力提高2行以上，治疗组47只眼，占62.7%，对照组9只眼，占13.6%。总有效率为治疗组68只，占90.7%，对照组12只，占18.1%。由此可见音乐耳针防治青少年近视眼近期有效率为90.6%，视力在4.8～4.95（0.7～0.9）、屈光度在-1.5D内的近视疗效最佳，其视力恢复正常可达89.5%。治前视力差、屈光度高者疗效差，屈光度降低，说明本法对改善屈光度有一定疗效。治疗后近点移近，说明有改善眼睛的调节作用。从疗程看，第1个疗程有效率为76%，而第3个疗程后有效率为90.6%，说明连续治3个疗程效果显著。

六、【耳穴压迫王不留行籽结合气功疗法治疗近视眼1216例疗效观察】（李志涛）

本组疗效观察患者共1216例，患眼1920只，另设60例对照，均系视力在0.9以下。

1. 选穴：主穴取肝穴、眼穴、屏间后穴、新眼穴、神门穴，配穴取肾穴、肝穴、心穴、交感穴、胰胆穴。

2. 治疗方法：耳郭常规消毒后，用胶布贴王不留行籽于所选耳穴上，每周2～3次，每8次为1个疗程。贴压耳穴后需配合做所要求的气功动作。

3. 疗效标准：痊愈为视力提高到1.0以上；显效为视力提高3行以上但不足1.0；进步为视力提高1～2行；无效为视力无改变。

4. 治疗结果：治疗组总有效率为92.24%，对照组（只贴耳穴不做气功）总有效率为55%，经统计学结果表明，有显著性差异。

七、【增视1号片配合耳穴压丸治疗青少年近视886例临床观察】（邓海先）

本组病例均为门诊患者，共886例，单眼34人，双眼852人；视力均低于1.0，能用负镜片矫正，眼无病变。

1. 治疗方法：增视1号片：黄药30克，五味子15克，川芎10克，茺蔚子15克，石菖蒲15克均研为细末制成片剂，每片重1克，每次服3片，每日3次，10天为1个疗程。耳穴压丸法：取耳穴、肝穴、肾穴、脾穴为主穴；心穴、枕穴、屏间前穴、屏间后穴、新眼穴为配穴，每次选3～4穴，双耳同时施术治疗。用穴位探针找出痛敏点，将云台子（油菜籽）、白芥子或王不留行籽放入1毫米×1毫米大小的氧化锌胶布中心，按于痛敏点固定，用压、按、揉等手法使之出现酸、麻、灼痛。叮嘱患者每天自行按摩3次，每次约2分钟，一般贴压3～5天更换穴位，10天为1个疗程。

2. 疗效标准：用对数视力表检查，治疗前后对比判定。疗效分为4级：视力恢复正常为痊愈；视力提高4行以上者为显效；视力增进2～3行者为有效；视力增进1行或不增或退者为无效。

3. 治疗结果：患眼1738只，痊愈578只眼，占33.26%；显效712只眼，占41%；有效325只，占18.70%；总有效眼1615只，占92.92%；无效123只眼，占7.08%。

八、【"三法合一"治疗近视、远视及散光等眼病983例临床分析】（裴莲叶）

近视、远视及散光是由眼部屈光不正引起的一种疾病，目前国内尚缺乏稳定的疗效治疗方法。"三法合一"法是以中国传统医学理论为指导，综合成一种新的简易方法，体现了中医"辨证论治"与"标本兼治"不同的眼病采用不同治疗方法的原则。笔者自2021—2022年对于983例近视、远视及散光患者进行了综合治疗，总有效率为98%。该法无副作用、无痛苦、省时，一周即可见效，对于远期疗效观察获得了满意效果。

1. 临床观察数据

临床观察患者共983例，男性510例，女性473例；年龄最小的6岁，最大的38岁。患近视等眼病最长达21年，最短半年。共计1798只眼，高度近视311只眼，近视散光520只眼，远视、参差性弱视197只眼，单纯近视770只眼。治疗前散瞳验光及眼底检查，确诊后用"三法合一"新法对症治疗。

2. 治疗方法

"三法合一"法即麝香虎膏耳穴压贴法、针刺新眼明穴法、自我按摩点穴法。新眼明穴在面部耳前，针刺后眼睛有发亮和眼部有舒适感。该穴是经过本人多年来临床实践发现的新穴位，经临床验证对于治疗近视，远视及参差性弱视等眼病有显著疗效，自定名为新眼明穴。

（1）远视散光弱视用麝香虎膏耳穴压贴法，主要取脾穴、心穴、肝穴、肾穴、眼穴、屏间前穴、胃穴。针刺主穴为新眼明穴；配穴为百会穴、攒竹穴、太阳穴。手法为平补平泻。每周治疗1次为1个疗程，针刺留针时间1小时，7天后见效。遵从医嘱，配合治疗每日坚持自我按摩点穴。

经临床观察300度以下远视散光半年内可痊愈。

（2）近视散光用麝香虎膏耳穴压贴前耳主穴，再加耳穴的肺穴，减去耳穴中的脾穴、胃穴。针刺主穴为新眼明穴；配穴为神门穴。手法为平补平泻新眼明穴。7天为1个疗程，每周治疗1次，针刺1次留针1小时。临床观察近视散光200度以下无其他眼病，遵从医嘱，半年内少看电视及阅读，治疗4个月视力可提高到1.0以上。

（3）高度近视散光用麝香虎膏耳穴压贴主穴，再加耳穴、心穴、脾穴、胃穴。针刺主穴为新眼明穴。配穴为百会穴、攒竹穴（双）、神门穴（双）、太阳穴（双）。手法为强化新眼明穴。7天为1个疗程，1个疗程可针刺2次，针刺1次留针1小时。高度近视散光眼、因眼底已有病理性改变，用该法治疗有显著疗效但不能痊愈，还有待进一步临床研究。

（4）单纯近视用麝香虎膏耳穴贴压，减去耳穴中的脾穴、胃穴。针刺主穴为新眼明穴；配穴为百会穴、攒竹穴（双）、神门穴（双）。手法为平补平泻。遵从医嘱配合治疗，每日坚持自我按摩点穴，临床观察300度以下治疗4个月可痊愈。

（5）自我按摩点穴法，用食指从眉毛上方，沿着眼框边开始按摩5圈，再用食指点压竹穴（双）、丝竹空穴（双）、太阳穴（双）、承泣穴（双）、睛明穴。按摩一遍时间为1分20秒，按摩点穴后眼睛有发亮感觉为正确。

3. 疗效标准

痊愈：视力恢复1.0以上，（新视力表5.0以上）。

显效：视力提高4～6行。

有效：视力提高1～3行。

无效：视力无提高。

4. 典型病例

例一，郑某，男，13岁，患近视4年之久，散瞳验光确诊为屈光不正，右眼近视500度，左眼近视450度。治疗前裸眼视力为右眼0.4，左眼0.3。用"三法合一"新方法治疗6个月，裸眼视力右眼提高到1.2，左眼提高到1.5，已摘掉眼镜。一年后复查，视力良好。

例二，乔某，女，9岁，患远视散光弱视2年。散瞳验光确诊为屈光不正，左右眼远视25度，散光450度，治疗前裸眼视力为右眼0.4，左眼0.6，用"三法合一"新方法治疗4个月后，左右眼视力均为1.5。半年后复查视力巩固良好，后患肝炎视力也没有下降。

5. 讨论与体会

美国有人对近视患者的数据用电脑进行分析，发现近视的形成和人体中微量元素铬或钙不足有关。中国传统医学对眼的生理认识为眼与内在脏腑、经络有着密切的有机联系。远在西汉时期，我国第一部医书《黄帝内经》中所载"五脏六腑之精气，皆上注于目而为之精，精之窠为眼……""肝开窍于目，肝受血而能视"等理论说明眼的发育功能是五脏六腑之精气不断输注的结果。眼与脏腑、经络的关系密切，眼是肝的外候，视力强弱与肝直接相关。但肾水之精以养肝，肝（水）藏血以济心。肾水亏、水不涵本。偏食、营养不良会引起肝血不足，心肾虚弱。加上外界环境的影响，长时间近距离工作，看书姿势不正确、看电视及玩游戏机时间长等原因，用眼过度疲劳，导致气受遏使眼睛供血不足，视物不清。血液中含多种微量元素，近视、远视及散光等眼病患者，通过临床用"三法合一"新方法治疗后，获得了满意效果。有些患者不但治疗了眼病，而且也治好了各种偏食现象，并且增强了体质。是否用该法治疗后补充了人体内微量元素还有待于研究。

近视等眼病既是局部疾病又与整个机体和外部环境有着密切的关系，因此治疗近视等眼病，要局部和整体相结合，辨病与辨证相结合，采取综合性治疗方法，才能达到良好效果。

"三法合一"法。其一，麝香虎膏耳穴压贴法。麝香虎膏和中药王不留行籽压迫刺激穴位，具有活血通络的作用，合用增强药性。治疗机制是因为耳朵与脏腑、经络有着密切联系，这种联系表现在耳郭上分布有脏腑组织器官的反应点。眼睛为机体重要组成部分，赖脏腑之精气血所养，依据经络以运输精气血。气与血，阴与阳是相互依存、互相转化的；阴阳不平衡，气血不足，外邪乘虚侵袭，导致眼睛视物不清视力下降。通过耳穴反应点的贴压，刺激血液循环，使经络传导，而调节阴阳平衡，增强脏腑功能，达到养阴明目。其二，针刺"新眼明"穴法。多年临床实践证明，该穴针刺后能提高视力。对高度近视、远视及散光等眼病也有疗效。"新眼明"穴是本人多年来临床实践摸索到的一个敏感穴位。该穴位在面部耳前，经查阅《针灸学》《实用针灸学》《针灸外穴图谱》及近代医书籍均未标明该处有穴位能治疗近视眼病。针刺"新眼明"穴使眼睛发亮及有舒适感，对于高度近视散光也有疗效，无副作用、无痛苦。其三，自我按摩点穴法。是根据中医经络学编写而成。中医医学的经络学是在古代生理学、解剖学基础上总结出来的。眼部周围有足太阳膀胱经与少阴三焦经和阳明胃经等经络敏感穴位的分布。自我按摩点穴有疏通经脉，促进血液循环，解除用眼疲劳有预防近视和巩固疗效的作用。该法简单易学，老少近视、远视及散光眼病患者都能接受。在治疗期间为尽快提高视力和巩固疗效，近视等眼病患者要注意用眼卫生，禁止长时间看电视、玩电子游戏机，看书时，光线距离要适当，尊重医嘱配合治疗。即使在治疗中取得较好疗效，也应注意保护眼睛。不断进行自我按摩点穴，一般视力在提高半年后，可巩固持久。该法通过各大医院中医眼科专家鉴定。专家们一致认为该法简便易行，安全无痛苦，是治疗近视的可行方法之一，值得推广。

九、【中药配合耳穴压豆疗法治疗小儿弱视及远视50例疗效观察】（王慧等）

此方法的目的是观察中医药治疗少儿弱视及远视的临床疗效。方法通过中药口服、耳穴压豆疗法及健眼遮盖法治疗，观察患者视力恢复情况。结果视力上升幅度理想，有效率较高。结论是中药口服及耳穴压豆疗法能有效治疗少儿弱视及远视。

中医医学的理论体系认为弱视及远视系肝肾阴精不足，心肝相火有余，阴精不能上乘以涵濡于目，相火不得下交以温煦于肾，水火失济、阴阳失调之疾患。其导致阴精不足之原因，有先天禀赋不足与后天摄养失宜的不同，幼儿阴精不足，多由先天肾气不足而致。故对弱视及远视的治疗法则首先以滋养肝肾、营养精血为主，以交通心肾、调剂水火为法。如《证治准绳》说："秘要云：阴精不足，阳光有余，病于水者，故光华发见散乱而不能收敛近视。治之在心肾，心肾交则水火调而阴阳和顺，则收敛发用，各得其宜也。"

近年来，我们参照这些理论，采用中药及耳穴压豆疗法治疗小儿弱视及远视50例，现总结如下。

1. 资料与方法

本组治疗的50例（其中30例系弱视）远视眼儿童患者，一部分是通过对小学生眼疾普查认为是病理性远视眼者，另一部分是通过门诊检查确诊为病理性远视眼而治疗的。50例患者中，男性24例，女性26例，年龄在5～15岁。其普遍存在的主要症状为视力减退和头痛等，个别的存在某些兼夹症状。

2. 治疗方法

（1）中药基本药方：熟地、枸杞子、菟丝子、何首乌、女贞子、菊花、决明子、党参、石决明。

（2）加减法：肾虚火旺者，加盐炒黄柏、盐炒知母；肝阳上亢者，重用石决明；肝火旺者，加龙胆草、黄芩；心气虚者，加枣仁、远志、茯神；脾胃不和者，加枳壳、陈皮；血分弱者,加当归、阿胶;肾阳虚者,加覆盆子;有湿者加云苓、车前子。

(3) 耳穴取穴:肝穴、心穴、肾穴、脾穴、眼穴、屏间前穴、屏间后穴、鼻眼净穴。

操作方法:用75%酒精消毒后,将王不留行籽贴附在6毫米×6毫米大小胶布中央,用镊子夹住,贴敷在选用的耳穴上。每日自行按压3~5次,每次每穴按压30~60秒,3天更换1次,双耳交替。对单眼弱视或两眼视力相差悬殊者,除服中药、用耳穴压豆疗法外加用遮盖健眼法,遮盖20~30天打开,休息2天再盖。

3. 治疗次数

本组50例远视患者,服药剂数5~90剂,耳穴压豆10~30次,一般治疗10~30次即有显著疗效。

4. 治疗效果

本组50例儿童远视眼患者,经口服中药及耳穴压豆疗法治疗后,在视力方面均有明显增强,治疗前平均视力为0.57(包括治疗前视力1.0者12只眼),治疗后平均视力为1.22,视力平均增加0.65。

(1) 自觉症状消失,内斜痊愈或减轻,视力达到1.0以上者78只眼(不包括治前视力1.0以上者),占88只患眼数的88%。

(2) 自觉症状减轻和内斜视力显著提高3行以上,视力达0.5以上者,但未达到1.0的13只眼,占患眼数的1.58%。视力提高2行的,1只眼。

5. 追踪观察

本组50例远视患者,治疗后均做了期限不同的追踪观察,期限最短3个月,最长达3年。观察结果:除2只眼降低0.3,3只眼降低0.2,5只眼降低0.1以外,其余视力均巩固在治疗后基础上,未有变化。

(1) 病案举例:刘某,男,6岁,右眼自小视物不清,内斜。检查结果为营养一般,发育正常,舌质红、苔薄白,脉沉细。眼科检查结果为远视力右眼0.5,左眼0.9,右眼内斜20度,屈光度数右+4.00,左+250,眼底右视盘较小,其余无异常发现。诊断为远视眼,右废用性弱视。

(2) 治疗治法:滋肾养肝,益精明目。

处方:熟地12克、菟丝子9克、枸杞子9克、制首乌9克、决明子9克、珍珠母12克、党参9克、当归9克、白芍6克、女贞子6克、陈皮9克、知母6克,水煎服,每日1剂。耳穴压豆法取神门穴、耳尖穴、交感穴、肝穴、肾穴、心穴、脾穴、眼穴、屏间前穴。2~3天更换1次。为纠正斜视采用遮盖健眼法。1个月后复查视力右眼为0.8,左眼为1.5。又治疗半个月后右眼视力为1.0,左眼视力为1.5,又巩固治疗半个月,视力恢复正常。直到几个月后视力仍保持在右眼视力为1.2,左眼视力为1.5。

6. 讨论

弱视及远视是眼科临床常见的儿童眼病,弱视是由于屈光不正、斜视或先天性白内障等因素造成患者视力低下,且矫正不良,无完善的双眼视功能;远视是由于患者眼球先天发育不良,或后天发育迟缓而形成,致使患者视近模糊,甚至视远视近皆模糊,若未能及时矫正,则易形成弱视。据报道弱视的发病率为2.8%,远视的发病率为5.81%。弱视患者年龄超过12岁时,眼球发育已经完善,其弱视则难以痊愈。弱视的存在,使双眼机功能不完善,成人后不能从事精密技术工作,难以适应社会发展的需要,因此弱视、远视的防治具有非常重要的意义。

本文 50 例小儿弱视及远视患者，通过中药及耳穴压豆疗法治疗观察，视力平均增加 0.65，有效率较高。追踪观察：除 9 只眼视力下降 1~3 行外，其余均保持在停止治疗前的视力。根据小部分病例观察治疗后在视力达到正常范围后，每隔 2~3 个月检查 1 次，发现视力下降再巩固治疗一段时间，对保证疗效甚为有效。

十、【耳穴电脉冲配合贴压治疗青少年弱视 400 例】（程红峰、庞弘等）

近几年来，我们采用电脉冲配合中药炮制过的王不留行籽贴压耳穴治疗青少年近视、远视、弱视 4000 余例，其中弱视患者 400 例 686 只眼，取得了较满意的疗效，现总结如下。

1. 临床资料

本组治疗次数最少的为 4 次，最多的为 90 次，总有效率为 83.24%（见表）。

表 1　两种弱视治疗效果　　　　　　　　　　　例（%）

弱视程度	例数	痊愈	显效	有效	无效
轻度弱视	128	122（95）	6（5）	0	0
中度弱视	50	35（70）	8（15）	5（8）	2（2）

本次治疗的 400 例患者均为各大医院眼科确诊的弱视患者。其中男性 173 例，女性 227 例。年龄最小的 3 岁，最大的 29 岁，患者绝大多数为在校学生。

2. 治疗方法

（1）耳穴选择：分为 4 组，①肝穴、眼穴、新眼穴；②枕穴、屏间后穴、后眼穴；③肾穴、屏间前穴、明光穴；④新眼穴、额穴、后眼穴，每组还必取新眼穴和新眼 2 穴。随症可加胃穴、脾穴。每周治疗依次轮流取 1 组穴位。

（2）操作：首先采用 JJ304 型经络诊疗器之疏密波对双侧耳部应取的穴位进行电脉冲刺激，然后用 0.8 毫米×0.8 毫米菖蒲等中药进行炮制而成。

（3）用胶布块把药粒固定贴在耳穴上。要求患者每天至少按压穴位 4 次，每穴每次 20 下。贴 5 天后自行取下，休息 2 天后再进行第 2 次治疗，4 次为 1 个疗程。视力恢复正常后每月再治疗 1 次以巩固疗效。

（4）药品的制作：将生王不留行籽经微火炒制加工后，再用麝香、冰片、夜明砂、蚕砂炮制。

3. 注意事项

治疗期间禁止看电视、录像和使用电子设备，学习期间注意用眼卫生。

4. 疗效标准

根据 1987 年 9 月 5 日中华医学会眼科学会，全国弱视、斜视防治学组，第二次工作会议通过的弱视治疗疗效评定标准。

痊愈：经过 3 年随访，视力保持正常者。

显效：视力恢复到≥0.9者。

有效：视力增加2行及2行以上者。

无效：包括视力退步，不变化或仅提高1行者。

5. 治疗结果

显效眼数228只，有效眼数343只，在显效的228只眼中，治疗时间最短的为1个疗程，最长的为2.5个疗程，平均为3.5个疗程。

6. 典型病例

谭某，男，6岁，近视力左眼为0.5，右眼为0.6；远视力左眼为0.6，右眼为0.6。矫正视力为左眼0.75DS+0.75DC×80° -0.6；右眼+0.75DSC+1.0DC～90° -0.6

经军区总医院眼科诊断为远视散光性弱视。治疗17次后左眼裸视为1.0，治疗21次后右眼裸视力为1.0，目前每月巩固治疗1次。左眼裸视力保持为1.2，右眼裸视力为1.5。

7. 体会

《灵枢·邪气脏腑病形》篇说："十二经脉，三百六十五络，其气血皆上于面而走空窍，其精阳之气上走于目而为睛，其别气走于耳而为听。"故刺激耳穴能调整眼部的经气，改善眼睛的供血情况，调整脏腑的平衡，这说明此方法简便易行。

十一、【毫针耳针结合治疗儿童斜视体会】（侯中伟）

斜视又称"睊目""风牵偏视"，是指双眼注视目标时黑睛向内或向外偏斜的眼疾。在儿童眼病里斜视仅次于近视的发病率，且发病率高于青光眼、白内障、眼科肿瘤等。斜视主要包括先天性内斜和后天性斜视。根据斜视的特征来分，分为上斜、下斜、内斜和外斜。其防治关键是早发现，早诊断，早治疗。现代医学对斜视的治疗方法除佩戴眼镜矫正保守治疗外就是手术治疗，并无其他特殊方法。中医对于儿童斜视的治疗具有特殊疗效。

1. 临床资料

在临床实践中采用针刺配合耳针综合治疗儿童斜视1例，取得较好的疗效，现总结如下：张某，男，3岁。1岁时曾患肾积水，痊愈后出现斜视近半年，并就诊，家长于半年前发现患者歪斜视物现象，左眼向内侧斜视严重，经检查确诊为儿童斜视，予以佩戴眼镜矫正治疗，但医生强烈建议做手术治疗。

初诊时患者面色苍白发暗、头发发黄、易出汗，左眼明显内侧斜视，右眼轻度内侧斜视。神情异样、舌淡暗、苔薄白、望三关，发现青色已越过气关。西医诊断为儿童斜视，中医诊断为"双目通睛"，属于肝肾不足型症状。

2. 治疗方法

补益肝肾，祛风明目。采用毫针结合耳针共同治疗。毫针取百会穴、目窗穴、印堂穴、太阳穴、正光1穴、正光2穴、球后穴。同时结合耳针治疗，选用眼穴、屏间前穴、屏间后穴、脾穴、胃穴、肝穴、肾穴、内分泌穴等。每周治疗3次，连续治疗。并叮嘱家长每日按摩耳穴，早晚各1次。1个月后患者家长告知，经西医专科医院检查，医生认为已无需做手术。观察患者右眼斜视几乎消失，左眼仅有轻度斜视，连续治疗，诸症平稳。

对于儿童斜视西医并无特殊疗法，一般以手术为最终治疗手段。针灸综合疗法确实具有独特优势。患者年幼，身体孱弱，曾患过肾积水，其母又是高龄产妇，先天禀赋不足，肾水不济，肝血受损，肝肾不足，毫针以升阳开窍为治。选百会升清阳、印堂安神志、太阳穴、日窗穴、正光1穴、正光2穴、球后穴和日系穴。但是由于针刺过程中患者挣扎，难以完全选准穴位，尤其是球后穴针刺时极为费力，且只能浅刺，因此配合耳针治疗。眼穴、屏间前穴、屏间后穴等3个穴位直接作用于眼睛，可缓解疲劳，疏通局部经脉，从而提高视力。此外，耳穴的脾胃穴、肝穴、肾穴均可有效调节脏腑功能变化和视力。因此，建议在临床实践中采用多方法结合的策略，以取得好的效果。

综上所述，耳针治疗对于儿童斜视具有更为重要的意义。因为它无创伤、易操作、见效快，受到了广泛好评，尤其能够避免针刺眼球深部导致患者运动所产生的危险相关状态，值得进一步深入研究。

十二、【耳穴治疗近视眼2052例】（严国强）

笔者从2020年6月至2021年5月，用耳针治疗近视眼共2052例，疗效满意。近视眼是一种屈光不正常的眼病，外观眼部一般无明显异常，只是患者对远距离的物体持认发生困难，即近看清晰，远看模糊，患者多为青少年。现总结如下。

1. 临床资料

本组2052例均为门诊患者，其中男性1120例，女性332例，年龄最小的3岁，最大的64岁，平均年龄为34.5岁；病程最短的3个月，最长达40年，其中学生1571例，工人50例，干部600例，教师150例，其他人员181例。

病因为长期阅读、书写、看电视、近距离工作时照明不足，姿势不正，持续阅读过久，也有因先天禀赋不足，肝肾阴虚所引起。

2. 治疗方法

主穴取眼穴、肝穴、肾穴；配穴取病久体虚者加皮质下穴、枕穴、额穴；血虚者加心穴；有散光、斜视者加胆穴。

取穴部位：眼穴在耳垂正中央部，即耳垂5区；肝穴在耳甲艇的后下部，即耳甲12区；肾穴在对耳轮下脚下方后部，即耳甲10区；皮质下穴在对耳屏内侧面，即对耳屏4区；枕穴在对耳屏外侧面的后部，即对耳屏3区；额穴在对耳屏外侧面的前部，即对耳屏1区；心穴在耳甲腔正中凹陷处，即耳甲15区；胆穴在耳甲艇的后上部，即耳甲11区。

针刺方法：耳穴常规消毒后，用5分毫针沿皮刺入，使之产生热感，双耳交替针刺，留针30分钟。虚症补法，实症泻法。5次为1个疗程，疗程间隔3天。

3. 治疗结果

用耳针治疗近视2052例，痊愈者（视力恢复到1.2以上）占12%，有246例；显效者（视力较原来提高3行以上）占14.3%，有302例；有效者（视力提高1～2行）占54.9%，有1127例；无效者占18.4%，有效378例；显著者占26.7%；有效者占81.6%。

4. 典型病例

周某，男，13岁，望远物模糊不清已3年，用眼多则发胀，易疲劳，经常有看电视、长时间玩电子游戏机的不良习惯。因视力不好，戴眼镜长达2年。检查结果双眼裸眼视力为0.5，屈光度散瞳检影；右眼近视-1.00度，散光-0.50度，双眼矫正视力为1.5，耳穴按压时有酸痛反应，诊断为近视（肝肾不足型）。治疗方法为耳针治疗按施术用补法；留针30分钟左右；经过5次1个疗程治疗后，双眼视力由0.5提高到1.0；再经过治疗5次后，双眼视力已达到1.5；视物清晰，眼部已不易疲劳，学习工作时可不戴眼镜，无不舒服感。再经1个疗程巩固治疗，改为定期复查半年，视力无下降。并叮嘱其坚持做眼保健操，注意少看电视及用眼卫生，以防再得近视。

5. 讨论

本组按病变部位取眼穴，可以有调整眼部的经气，改善眼睛的供血情况。近年来，实验证明，取肝穴、肾穴两穴可以补肝肾，益精血，明目聪脑；取心穴可以调节心血管系统及中枢神经的功能，具有宁心安神，调和营血，清泄心火之作用。胆穴有流泄肝胆，解痉消炎，故选肝穴、肾穴、心穴、胆穴；近视可采用耳针治疗，效果好，疗效快，患者易接受。

十三、【近年来耳穴诊治法治疗青少年近视眼的进展】(魏凡)

本文收集了近年来用耳穴诊治法治疗少年近视眼共15427例的报道，从治疗、疗效及评价，存在的问题3个方面进行综述。把常用的治法及材料、取穴原则、常用耳穴、探测仪的运用、治疗时间、疗效标准判定等做了系统归纳。肯定了用本法治疗青少年近视眼有较好疗效，能明显提高视力，使屈光度减低。本文的参考文献所报道的总有效率绝大部分在83%以上，治疗后视力达1.0以上者为6.1%～28.5%。原裸眼视力高者痊愈率高，假性近视的疗效显著高于真性近视；年龄越小，疗效越好；近视时间越短有效率越高；要求眼或耳有"得气"感者可提高疗效；疗效还与治疗的刺激频率、强度及时间等因素有关。

当前青少年视力减退，近视眼发病率逐年增加。庞氏对洛阳市高考学生近视发病率进行了比较，其中1980年、1983年、1985年，3年的近视发病率分别为31.44%、52.1%、62.12%，$P<0.01$。有报道指出在954名高中、初中毕业生中，裸眼视力低于1.0者达609人。关氏报道3～6岁儿童近视增长率1985年为1983年的22.92%。这些现象已引起社会和眼科学界的高度重视，并积极研究治疗近视眼的较好方法。

现代医学对近视眼的治疗存在不足之处。如药物点眼引起的副作用发生率较高，且治疗时间长；手术治疗产生并发症及远期疗效不佳；佩戴眼镜的不适感以及佩戴角膜接触镜导致的角膜病变等，近年来，用耳穴诊治法治疗青少年近视眼日益普遍。

近视古称"能近怯远"症。以视力减退、视远物模糊不清为主症。其主要病因病机为不善使用目力，劳瞻竭视，久视伤血，目失所养；或先天禀赋不足，导致心阳虚弱，神光不得发挥于远处；或肝肾两虚，精血不足，以致神光衰微，光华不能远及而出现视近清楚，视远模糊之症。

一、治疗方法

1. 常用的治疗方法及材料

(1) 耳穴贴压药丸法（以下简称耳压法）：常用王不留行籽、莱菔子、急性子、白芥子、绿豆、油麻籽、决明子、麝香膏、磁珠、磁片等贴压于所取耳穴上，其中以王不留行籽的使用最为广泛。也有人将王不留行籽经复方中药加工后使用或用复方中药材进行耳压的。

(2) 耳穴针刺或埋针法：常用毫针、皮内针、揿针在所取耳穴上针刺或埋针。

(3) 耳穴药物注射法：常用当归注射液、维生素 B1 注射液、硫酸阿托品注射液等，在所取耳穴内注入药液，每个穴位注入 0.1～0.3 毫升。

(4) 耳郭穴位按摩法：如患者自己按摩耳尖、耳垂等部位或操作者用揉按等手法在所取穴区按摩等。

(5) 耳夹疗法：用特制形钢丝夹夹住所取耳穴进行治疗，夹后再行耳压、耳穴埋针加耳压加按摩体穴等诸多方法。

(6) 两种以上的综合疗法：如耳穴针刺加耳压法、耳穴埋针加体穴针刺法、耳压加体穴药物注射法、耳压加按摩眼周穴位或眼周血管、神经或配合眼球转动。

2. 取穴

穴位名称以 1987 年 6 月在汉城召开的《世界卫生组织西太区第三次针灸穴名标准化会议》上我国提交的《耳穴国际标准化方案》为准。

(1) 取穴原则：以十二经脉皆通于耳，耳穴与全身脏腑经络有密切联系，以及机体各脏腑器官在耳郭上都有相应代表区域，具有相对特异性为依据，通过辨证与辨病后取穴治疗，使"五脏六腑之精气，皆上注于目而为之精"，血盈精足，目暗得润，神光得以发越而视物清晰，从而达到治疗目的。

(2) 治近视常用的耳穴：肝穴、肾穴、眼穴、屏间前穴、屏间后穴、神门穴、皮质下穴、内分泌穴、心穴、枕穴。此外还有用交感穴、脾穴、肺穴、肾上腺穴等穴位。

(3) 探测仪的运用：临床上有不经耳穴探测而直接在所取耳穴上施治的，也有在所取穴区探得敏感穴或敏感点、压痛点后，在这些敏感穴、点或痛点处施治。探测器材除用耳穴探测仪外，还有用毫针、探针、圆头大头针、眼科用玻棒等器材的。其中以使用耳穴探测仪为好，可提高取穴的准确性，协助诊断与治疗。

3. 疗程

治疗时间多为 1～3 个月。如每周耳穴埋针 1 次，4 周为 1 个疗程，或耳压每周换贴药丸 1 次，5 次为 1 个疗程，一般治疗 2 个疗程，或耳压 10 天 1 个疗程，一般治疗 4～6 个疗程等。

4. 疗效标准判定

多数报道的疗效标准分痊愈（或临床痊愈），视力提高达 1.0 以上；显效，视力增加 3 级，未达 1.0；有效（或进步），视力增加 1～2 级；无效：视力增加未达 1 级或视力无变化。

二、治疗效果及评价

1. 疗效

用耳穴诊治法治疗青少年近视有较好的疗效，能明显提高视力，使屈光度减低。康氏用耳穴埋针治疗 60 例青年近视，4 个疗程后屈光度平均减少 -0.148D 每只眼。本文所报道的总有效率为 73.3%～100%，其中绝大部分在 82% 以上。经治疗后视力达 1.0 以上者为 6.11%～28.5%。

2. 疗效相关因素

(1) 近视轻重程度：原裸视力高者疗效好，痊愈率高。有人用耳压法治疗 206 例近视患者，原视力在 0.6 以上的共 73 只眼，痊愈 68 只；原视力在 0.1 以下的有 92 只眼，痊愈 0 只眼。假性近视的疗效显著高于真性近视，轻度近视的疗效优于高度近视。兰氏通过耳压治疗 409 例近视患者后认为对先天性近视无效，近视伴散光者效较差。

（2）年龄大小：大多数报道都认为年龄越小，疗效越好。陈氏将 514 例近视患者耳压治疗后的痊愈率和显效率按年龄段分别进行了相关的报道，其中，10 岁以下近视患者为 34%；11～15 岁为 20.8%；16～20 岁 19.2%；21～25 岁 18.5%。

（3）病程长短：近视时间越短有效率越高。李氏用耳穴埋针法治疗青少年近视患者 439 例，病程在 1 年以内者有效率达 91%，而病程在 5 年以上者有效率仅 64%（同组总有效率 88.2%）。

（4）治疗的刺激频率、刺激强度及时间：有人认为按压耳穴的次数越多越好，康氏认为疗程越长，屈光度减低越多（共治疗 4 个疗程，共计 28 天）。还有人提出按压所贴耳穴的刺激量大、见效快。

（5）戴近视镜与否：王氏通过耳压治疗法治疗 500 例青少年近视后认为长期戴眼镜者疗效不佳。有报道指出经耳压治疗后视力无增加的 32 只眼中，戴眼镜者共 24 只眼，占无效患者的 75%，故有人提出治疗期间不宜戴眼镜或尽量不戴的主张。

（6）眼或耳是否"得气"：有人用耳穴针刺后加耳压法治疗 142 例青少年近视，针刺用强刺激手法，使患者有热胀、憋痛、困酸等针感。耳压时要求患者眼睑及眉毛有热感，其总有效率为 95.77%。还有人要求耳压时将全身气力集中在眼部，其总有效率为 98.7%。有的在耳穴治疗时不要求患者有上述情况，治疗后的总有效率则在 73.3%～82.47% 之间。

3. 其他

（1）雷氏认为耳针通电治疗后加耳穴压丸的疗效优于仅用耳电针或耳压法，但有人报道单纯使用耳压组与耳压加电麻仪两组疗效无明显差异。

（2）杨氏治疗近视，用耳压复方王不留行药丸治疗 1040 例，耳压未经加工的王不留行籽治疗 103 例，阿托品耳穴注射治疗 11 例后，认为耳压复方王不留行籽的疗效优于后两种治法，而耳压未经加工的王不留行籽疗效优于阿托品耳穴注射的疗效，$P < 0.01$。还有人认为药物作为贴物优于非药物，尤以交替贴压不同材料为佳。而通过对 123 例青少年近视眼分别以耳压油麻籽或耳穴埋针治疗，并对其疗效做对比后认为耳压的疗效与材料无直接关系。

（3）关于远期疗效：有人用体针和耳穴埋针法治疗青少年近视眼 43 例，有效者观察半年疗效稳定。有报道治疗 2063 只近视眼，近期疗效为 91.42%，对 71 例 141 只眼远期疗效随访统计，总有效率为 86.53%。陈氏用耳压法治疗 112 例 221 只近视眼，总有效率为总眼数的 82.1%，6 个月后有 8 人 14 只眼在有效的基础上视力下降 0.1～0.2，不稳定率为 7.7%。有人用耳压法治疗 206 例 393 只近视眼，在痊愈的 86 只眼中，半年后随访，视力下降率为 44%。

三、存在的问题

1. 在绝大多数耳穴治疗青少年近视眼的报道中，有不少 10 岁以下的患者，可见目前所指的青少年近视患者也包括了儿童近视患者在内。鉴于近年儿童近视发病率迅速增长，是否仍将儿童近视患者包括于青少年近视患者中的提法有待商榷。

2. 关于耳穴诊治法治疗青少年近视眼的远期疗效，是提高其痊愈率的关键之一。目前，此方面的报道还不多，如治疗后的有效者的视力远期效果的普遍状况如何？怎样才能保证有较高的远期疗效还要长期追踪观察，进一步总结，才能得出较确切的结论。

3. 在耳穴诊治法的单一疗法或是两种以上疗法对青少年近视眼的疗效是否有显著差异，由于这方面的报道较少，还不能形成倾向性看法，有待大量地观察并对比分析后才能得出客观的结果。

十四、【耳压配合针灸治疗近视眼216例临床观察】（张林昌）

自1977年以来，我们采用针灸、耳穴贴压中药王不留行籽治疗青少年远视眼216例，疗效满意，现总结如下。

1. 临床资料

本组216例患者，其中男性124例，女性92例，共428只眼。年龄最小的8岁，最大的25岁，治疗前裸视力最低为0.03，最高为0.9。病程最短为3个月，最长达10年。治疗次数最少5次，最多50次。

2. 治疗方法

（1）取穴：主穴取睛明穴、承泣穴、配穴取鱼腰穴、攒竹穴、太阳穴、合谷穴。

（2）手法：睛明穴直刺1～1.5寸，微捻缓进，得气即止，不留针。承泣穴针尖刺向内眦角处眼区周围，有酸胀感或流泪、其他穴位采用捻转补泻手法，得气后留30分钟。每日1次，针6次休息1天。

3. 耳穴贴压

（1）取穴：主穴取心穴、肝穴、肾穴、眼穴，配穴取屏间前穴、屏间后穴。

（2）操作：将中药王不留行籽用0.5厘米×0.5厘米的胶布固定在所选耳穴上，叮嘱患者每天按压所贴药粒3次，每次50下，使之有酸、胀、痛、热的感觉，此为得气，隔3～5天换药1次，双耳交替使用，疗程间不休息。

4. 针刺疗效

（1）疗效标准：痊愈：视力提高1.0以上，显效：视力提高3行以上但不足1.0，进步：视力提高1～2行，无效：经10天治疗后视力无改变。

2. 治疗效果：本组216例患者，428只眼。其中痊愈126只眼，占29.44%；显效144只眼，占33.64%；进步144只眼，占33.64%；无效14只眼，占3.27%。总有效率达96.63%。通过观察，痊愈率与近视程度有密切的关系，视力在0.1～0.3共266只眼，痊愈37只眼，占13.91%；视力在0.4～0.9共166只眼，痊愈47只眼，占40.51%；视力在0.7～0.9共46只眼，痊愈42只眼，占91.30%，说明近视程度越轻、疗效越好，痊愈率越高。

（五）典型病例

例一，杨某，男，17岁，病程2年余。治疗前裸视力左眼为0.2，右眼为0.3。按上法治疗2周后，裸眼视力左眼为0.4，右眼为0.6，治疗3周后，左眼为0.7，右眼为0.8。治疗4周后左眼为1.0，右眼为1.2。征兵体检视力完全合格，现已入伍。

例二，陈某，男，18岁，病程2年余。治疗前裸眼视力左眼为0.7，右眼为0.6。治疗 3 次后两眼均达 1.2。征兵体检视力合格，现已入伍。

十五、【耳穴诊治法治疗近视】（陈陆泉）

方法一

主穴取眼穴、屏间前穴、屏间后穴，配穴取脾穴、胃穴、肾穴、心穴、大肠穴、神门穴、便秘点穴（三角窝内，坐骨神经与交感连线作为底边，做一个等边三角形，顶点处即是）等穴位。

治疗时，可取单侧或双耳交替进行，亦可双耳同取。每次主穴必选，配穴根据症状选用。最好能在耳垂部找一敏感点，亦即在眼穴、屏间前穴、屏间后穴区找到敏感点，在该敏感点治疗疗效更好。

可采用耳穴埋针法，每周需更换 2 次。亦可采用耳穴压丸法进行治疗，5～10 次为 1 个疗程，1 个疗程结束后休息 7 日，再行下 1 个疗程的治疗。

方法二

主穴取眼穴、肝穴、肾穴、屏间前穴、屏间后穴。配穴取皮质下穴（施治部位位于皮质下穴与内分泌穴之间，曾用名"防近点"）、食管穴（位于食管下方处，曾用名"新眼点"）、角窝中穴、外鼻穴（位于耳屏上，听宫穴后方处，曾用名"新眼"）、耳背眼穴、耳背肝穴。

1. 耳穴压丸法

每次除取主穴外，再用耳穴电探测法在各配穴处寻找敏感点，作为配穴使用。治疗时采用轻柔的按摩手法按压耳穴，同时也可闭目体会耳压过程中眼的感觉，一般揉按耳穴 20 余次后，眼部会出现酸、热、胀，欲要流泪等感觉，部分患者则需按压耳穴 100 次左右眼才会出现感觉，必须按压至眼部出现感觉疗效才佳。

每次贴压单侧耳穴，双耳交替进行，每隔 1～3 日换贴 1 次。并每日自行每穴各按压 4 次。若患者年龄较小无法施治，可由家长代行治疗，治疗 10 次为 1 个疗程，每个疗程间相隔 7～10 日。

2. 耳穴埋针法

取穴与耳穴压丸法相同，每次取单侧耳，将经消毒后的针刺入上述耳穴，以胶布固定，相隔 2～4 日后换埋另一侧耳穴。10 次为 1 个疗程，每个疗程间相隔 15 日。

方法三

取眼穴、屏间前穴、屏间后穴、心穴、肝穴、肾穴、脾穴、额穴、神门穴、耳尖穴、皮质下穴、枕穴、食管穴、腰骶椎穴、交感穴。

每次选单侧耳穴敏感点 5～7 个，采用耳穴压丸法，每日 3 次，早、中、晚各按揉 1 次。每次每穴各按揉 6～20 下，使之出现明显的胀、重、痛感。

每隔 3～7 日换用对侧耳穴，6 次为 1 个疗程，疗程间相隔 1 周。

按揉时不要看书或看电视等用眼活动，双眼宜微闭，或观望绿色的地方。同时双眼缓缓地由远至近，再由近至远地调节眼肌。

方法四

近视是眼睛之调节功能失常，远处之物在视网膜之前结像，常因眼球前后距离过长，或晶状体凸度过大所致。中医学称本病为"能近怯远"症，《诸病源候论》载："目不能远视乃劳伤脏腑，肝气不足所致。"《审视瑶函》载：近视所因"肝经不足肾经病"，并有"禀受生成近视""久视伤睛成近视"的理论。说明青少年形成近视是因学习、工作环境昏暗，书写、阅读姿势不正确，目标距眼睛不适中和持续近距离使用眼睛而造成的。

本症病机为心阳衰弱，阳不足而阴过盛，以致阳被阴侵，光华发越于近。

（1）取穴：耳尖穴、脾穴、肾穴、目穴、眼穴、肝穴。

（取穴依据）耳尖刺血：有清脑明目的作用，取肾穴、肝穴。"中医学五轮学说"认为，瞳仁属肾；《灵枢·脉度篇》说："肝气通于目"；《素问·金真言论》篇说："东方青色，入通于肝，开窍于目，藏精于肝"；《灵枢·五阅五使篇》说："目者肝之官也。"因此取肝穴、肾穴，以补肝肾、益精血、清脑明目。取脾穴，青少年近视有的因为睫状肌痉挛，引起睫状肌痉挛性近视。脾主肌、主运化，取脾穴以改善眼睫状肌之调节功能，缓解眼部之经气，改善眼睛的供血。

（2）体会：耳穴对假性近视，视力在 0.7～0.8 未配近视镜者，通过耳压治疗可达 1.0 或 1.2 以上。近视年龄越小，效果越明显。17 岁以上者、近视已配镜者、学生紧张用眼过多者效果不好。

十六、【针灸治疗近视】（陈陆泉）

针灸治疗近视是通过穴位刺激，达到行气活血、明目效果的目的，还可以有效调节肺脏的血液功能，改善和恢复视力。针灸时可以选择翳明穴、承泣穴，扎入后稍微提插捻转。停留 15 分钟左右拔出，每隔 5 分钟左右刺激 1 次。但要注意针灸治疗近视效果缓慢，要长期坚持才能看到效果。而且主要针对轻微近视患者，效果比较显著。如果近视严重，要及时到医院治疗。

1. 针刺疗法

（1）取承泣穴、睛明穴、风池穴、翳明穴、合谷穴、足三里穴。

（2）针灸方法：将上述处方分成两组，交替选用，眼区穴宜轻捻缓进。退针时至皮下疾出之，随即用棉球按压 1 分钟。合谷穴、足三里穴、风池穴、翳明穴可捻转或用提插法，间歇运针。留针 20～30 分钟。其中风池穴、翳明穴两穴针感须扩散至颞及前额或至眼区。

2. 指针疗法

（1）取二间穴、三间穴、退热点穴、三明穴。

（2）操作方法：术者用拇指或食指尖对准以上穴位，按压 3～5 次后，轻轻地沿逆时针方向转动 50～100 次，然后再按顺时针方向按揉 50～100 次。

3. 皮肤针法

（1）取睛明穴、承泣穴。备用穴取风池穴、内关穴、大椎穴、睛明穴、承泣穴。

（2）操作方法：每穴叩打 5 分钟左右，每日或隔日 1 次，10～15 次为 1 个疗程。

疗程间隔半个月左右，效果不明显时选用备用穴。

十七、【耳穴治疗青少年假性近视178例】（古丽米娜等）

假性近视是真性近视眼之前的一种疲劳状态，如果这种状态不能及时缓解，眼睛发生了器质性改变就形成了真性近视。假性近视的发病年龄在15岁以内占70%以上，最小发病年龄可提前至3岁。笔者古丽米娜在薛定明老师的指导下，采用耳针综合治疗青少年假性近视178例，现报告如下。

1. 临床资料

共收集门诊患者178例。其中男性70例，女性108例；均为5～17岁的青少年；病程最短的6个月，其中轻度近视（0.6～0.8）128例，中度近视（0.3～0.5）50例。

2. 治疗方法

耳穴治疗包括耳尖刺血法、耳部电针法、耳穴贴压法等方法。

（1）耳尖刺血法：在耳尖穴经过常规消毒后用1次性放血针点刺，刺血后使其自然出血，如豆大为佳，如不自然出血，可轻挤四周出血。

（2）耳穴电针法是直接通过刺激耳部眼穴，将一对输出导线上正负极分别连接在两根毫针柄上，再逐步调节电流量，通电时间一般以10～20分钟为宜。

（3）耳穴贴压法是根据患者选穴配穴，探寻敏感点，将贴有王不留行籽的胶布对准穴位敏感点贴压，主穴取肝穴、脾穴、肾穴、眼穴、屏间前穴、屏间后穴、防近点穴、明亮点穴。

3. 疗程

2～3日1次，10次为1疗程，叮嘱患者坚持2个疗程以上，学生假期可采取突击治疗，每日治疗1次。

4. 治疗结果

痊愈：视力提高至1.0。

显效：视力提高3～5行。

有效：视力提高2行。

无效：视力提高不足2行或无变化。

5. 讨论

中医在古代有"耳者，宗脉之所聚也"之说，而在48条经络中有42条经络与相应耳穴产生联系，耳与经络脏腑密切关系，并认为"瞳孔属肾，角膜属肝，眼睑属脾""肝开窍于目，肝得血则视"。通过刺激耳部穴位来调节脏腑经络虚实，使人体各部位的功能得以保持相对平衡，调节眼部经气，加速眼部血液循环，改善眼肌的调节功能，从而使眼睫状肌痉挛缓解，视力提高。除用上述方法治疗外还应该注意和养成良好的用眼卫生习惯，坚持体育锻炼及合理饮食。

十八、【耳穴压丸配合耳穴电冲击治疗少年儿童近视】（薛定明）

儿童近视是当前严重危害少年儿童身心健康的眼科疾病。随着社会的进步和发展，少年儿童的学业负担加重，电脑、手机的普及等诸多因素，导致少年儿童近视发病率增长速度惊人。如何预防和治疗近视是医务工作者和家庭以及社会所面临的重要课题。

40多年来，笔者运用耳穴压丸法配合电脉冲治疗少年儿童近视、远视、散光、弱视数万例，临床后取得了较满意的疗效。具有较高的有效率和一定的痊愈率，使耳穴诊治法成为目前儿童近视治疗的重要而有效的方法之一，值得大力推广和应用。现将其中资料完整的提高耳穴治疗的8900例患者的治疗情况总结如下。

一、临床资料

本组8900例患者多为中小学生，部分为高中生和学龄前儿童。年龄最小的5岁，最大的17岁。其中女生4518例，男生4082例。8900例患者中有17235只眼视力不良。视力不良程度以裸眼用标准对数灯箱视力表在5米处测试并以记录为准。其中5～6岁1221例；7～8岁2253例；9～11岁2630例；12～14岁1505例；15～17岁1291例。其中轻度近视（视力在0.6～0.8）3018例；中度近视（视力在0.3～0.5）2998例；重度近视（视力在0.1～0.25）2879例；极重度近视（视力不足0.1）5例。半数以上被眼科确诊为真性近视，其中部分还伴有散光、弱视。近视度数最低为80度，最高为1600度。

病因：遗传因素、用眼过度、长时间看手机、玩电脑、看电视等，姿势不正，照明不当等。中国传统医学认为不善使用目力、后天损伤及先天禀赋不足、肝肾阴虚所致。

二、疗效标准

痊愈：经2个疗程治疗视力达到1.0或以上者为临床痊愈（症状消失）。

显效：经3个疗程以上视力提高3行但不足1.0者为显效。

有效：经1个疗程治疗视力提高0.2或2行者为有效。

无效：经3个疗程以上的治疗视力无提高或提高不足1行者为无效（或效差，但仍有一定的控制和延缓近视发展的作用）。

三、治疗方法

1. 耳穴贴压法

（1）材料：常用王不留行籽（也可用磁珠或其他材料）、肤色胶布、专利耳压板等。

（2）制作耳压板：取同等大小肤色胶布贴在耳压板小孔凹槽一面，用刻刀顺着凹槽将胶布切割成小方块，然后从板背面放入精选王不留行籽压实备用。

（3）取穴：主穴取眼穴、屏间前穴、屏间后穴、肝穴；配穴取神门穴、肾穴、心穴、皮质下穴。

（4）方法：先以75%酒精棉球清洁、消毒耳郭，以去除皮肤表面油脂和污垢，待干后以右手持弯血管钳夹取耳压板上的胶布块，将中间的王不留行籽对准所选耳穴贴压，适当用力按压牢固。叮嘱患者或由家长协助每天按压3～4次，每次8～10分钟。主穴重点多按压，隔 3～4 天换贴 1 次。叮嘱换贴前数小时取下贴压物，使穴位和皮肤能得到休息和缓解。

（5）疗程：每 8 次为 1 个疗程。每周最少换贴 2 次，每个疗程间可休息 1～2 天。根据病情轻重可治疗数疗程，或长期坚持治疗以达控制和稳定病情发展的目的。首次治疗前后各测 1 次标准视力，之后每半个疗程测 1 次视力并进行记录。

2. 耳穴电脉冲疗法

（1）使用薛氏专利 X-3 型耳穴电疗仪，配以专利耳穴电疗夹一对。

（2）取穴：主要取眼穴，或与眼穴对应的耳垂后面的后眼穴。

（3）方法：将电疗仪开关置于关闭端，电位器旋至最小，将电夹连线一端插头插入电疗仪插孔内，将两个电夹夹于双耳垂部，电夹金属点置于耳垂中央眼穴或后眼穴。耳穴贴压时电耳夹金属导电点置于贴压相反面。然后打开电源开关，缓慢转动电位器旋钮使其有电流麻感。电流大小以能耐受为度。治疗 20～30 分钟，每天操作 1～2 次。治疗完毕先将电源关闭，取下电夹即可。耳穴电疗法多与耳压疗法同步进行。

四、治疗效果

本组 8900 例患者统计结果如下。

1. 轻度 3018 例：其中痊愈 2698 例，占 89.3%；显效 212 例，占 7%；有效 82 例，占 2.7%；无效 26 例，占 0.86%。

2. 中度 2998 例：其中痊愈 416 例，占 13.8%；显效 987 例，占 33%；有效 1376 例，占 45.8%；无效 219 例，占 7.6%。

3. 重度 2879 例：其中痊愈 36 例，占 12.5%；显效 873 例，占 26.9%，有效 1396 例，占 48.4%；无效 574 例，占 20%。

4. 极重度：5 例，痊愈 0 例，显效 0 例，有效 2 例，无效 3 例。

8900 例中痊愈 3150 例，总痊愈率为 35%；显效 2072 例，占 23.2%；有效 2856 例，占 32%；无效 822 例，占 9%；总有效率为 91%。

治疗结果统计显示，总有效率高。轻度近视疗效好，痊愈率高；中度提高，显效率高；重度有一定的有效率；极重度有效率较低。

五、典型病例

1. 江某，女，12 岁，就诊时双眼视力 0.6，已配近视镜 100 度。经耳穴贴压及电疗 4 次后视力即达 1.0，1 个疗程即可达到 1.2。巩固治疗 2 疗程后停治 3 个月，随访视力保持在 1.0～1.2。

2. 刘某，男，10 岁，就诊时双眼视力 0.3，戴 300 度眼镜 2 年余，离不开眼镜。经治疗 1 个疗程后视力提高到 0.5～0.6，3 疗程后视力在 0.6～0.8。再巩固治疗 3 个疗程视力稳定在 0.6～0.8，基本不用戴眼镜就能看清黑板。

六、讨论

采用的耳穴贴压法主穴为眼穴，是治疗近视及其他眼病的首选要穴，也是最重要、最有效的耳穴。贴压后要重点按压，同时采用电脉冲加强刺激，确有显著增强疗效的作用。

刺激眼穴可达"气至病所"使眼部气血畅通、充足，功能得到改善，视力得到恢复或改善。取肝穴、皮质下穴、屏间前穴、屏间后穴等配合治疗可起到很好的协同治疗作用。

在实际治疗过程中发现，儿童近视还有部分伴有散光、弱视、斜视等一些眼病。这些会对治疗效果产生影响，还有病情轻重、病程长短、年龄大小、有无遗传因素、戴镜情况等许多因素都会影响疗效。并且在治疗过程中用眼程度、配合治疗情况，如按摩是否够时够量、是否及时纠正不良用眼习惯等均有关。

附录 B　致家长的一封信（家长须知）

保护孩子的视力是家长义不容辞的责任。因为孩子从小生活在父母身边，所以防治近视的第一责任人就是父母，父母是孩子防治近视的第一道防线。作为家长要认真掌握、学习一些预防近视的方法和知识。切实重视孩子的视力保护，预防孩子近视的形成，趋利避害。家长对孩子近视的预防和监管的内容如下。

一、保持正确姿势

1. 读书写字时姿势要正确。保持眼睛与书本距离为一尺左右（约33～35厘米），胸前与桌子距离应约一拳，握笔的手指与笔尖距离约3厘米。
2. 写字时，执笔角度要合适，用铅笔、钢笔写字时笔杆与纸面的角度为40°～50°。用毛笔写字时，要求笔杆直立。
3. 特别注意：不要让孩子长时间玩手机、玩游戏。上网学习、做作业要控制好时间，不要连续超过2小时，每小时要休息一会儿，可以做做眼保健操、防治近视揉耳操、看看远处等。
4. 不歪头或躺着看书，不走路看书，不在晃动的车上、船上看书。

二、改善孩子的学习环境

1. 看书、写字时要有充足的光线，窗户光线及台灯灯光要从左前方照射而来。不要在过亮、过暗的光线下读书；尽量不要用笔芯过细的笔写作业。笔芯要软硬适中，作业用纸要洁净，写字不要过小。选择合适桌椅看书、写字。书桌高度以到上腹部附近为宜。
2. 看电视时，人与电视机应保持3米以上距离（或保持电视画面对角线5倍以上距离）；电视屏幕的高度应与看电视人的视线平行或稍低一些，电视机应放在背光的地方，电视的屏幕亮度要合适，不能过亮或者过暗。
3. 操作电脑时，电脑屏幕最好背向或侧向窗户，避免出现反光现象。电脑操作台应低于课桌的高度，座椅最好高低可调。电脑屏幕中心应与胸部在同一水平线上。电脑屏幕与眼睛之间距离应不低于50厘米，视线应低于平视线10°～20°；电脑操作间的光线不应太弱或太强。

三、养成良好的用眼卫生习惯

1. 连续近距离用眼时间不能过长，应控制在1小时之内。中间最好能休息10分钟，闭目养神，做做眼保健操，看看远处。

2. 看电视或操作电脑时间不能过长，半小时到1小时休息一下眼睛，也可以到室外运动一会儿，或者向远处眺望。

四、平衡膳食，合理营养

要养成良好的生活习惯。培养孩子不挑食、不偏食的饮食习惯，多吃对眼睛有益的食物，注意饮食中微量元素的补充。多吃蔬菜瓜果，多吃富含维生素A、维生素B、维生素C的食物，如胡萝卜、鱼肝油、黑芝麻、枸杞及动物肝脏等。少吃甜食及含糖量高的食物等。

五、确保孩子充足的睡眠时间

小学生每天的睡眠时间应保证有10个小时，初中生每天的睡眠应保证有9小时，高中生应保证有8小时。

六、注意合理用眼

要终身坚持眼睛的养护与保健。在孩子写完作业或用眼较多以后可以随时做一做眼保健操和防治近视揉耳操。多鼓励孩子做户外运动，可以选择小球类的运动，例如，打乒乓球、打羽毛球等来活动眼肌、缓解眼部疲劳。随时纠正孩子的不良用眼习惯可以更有效地保护视力。

七、定期检查，预防近视，提升视力

家长应每半年带孩子到医院做1次视力检查。如果确认孩子已经患有近视，也不要自暴自弃。要及时到专业机构给眼睛做全面的视觉检查和养护，积极采取措施加以矫正，提升视力，控制近视的发展。如果做得好，假性近视基本能恢复正常。真性近视中轻度近视部分视力还能恢复正常，中度近视也有一定的治疗效果，视力通过治疗可以提高，重度近视也可以控制和延缓发展。因为戴眼镜始终不是解决问题的唯一办法，而且也不能起到控制近视的发展和治疗的作用，甚至有可能视力仍然不断地下降，度数不断地增加。16岁以下的孩子佩戴隐形眼镜要非常慎重，近视手术治疗也不适用于未成年人。

为了控制近视率持续上升的问题，应该强化"视力不良，重在预防"的指导思想，合理安排适当的户外运动，在增强孩子体质的同时，减少不良用眼的习惯。家长和学校也要积极配合，让孩子在健康用眼之余多做眼保健操等来保护视力，并坚持去医院做定期体检，让孩子们都有一双明亮的眼睛。

附录 C 参考文献

[1] 程凯、周立群，等．耳穴诊治学，2020.9
[2] 古励、周立群．实用耳穴诊治学手册，1989.6
[3] 王槐昌．耳穴防治近视眼［M］．上海：百家出版社，1995.10
[4] 王幼生等．青少年视力保护［M］．广州：广东科技出版社，2003.11
[5] 黄丽春．耳穴治疗学［M］．北京：科学技术文献出版社，2017.2
[6] 王正、王晓晞，等．耳穴诊治实践与成果［M］．杭州：浙江大学出版社，2018.1
[7] 许平东、胡地松．新编耳穴诊疗手册［M］．上海：上海科学技术文献出版社，2001.11
[8] 李志明等．耳穴诊治法，中医古籍出版社
[9] 健康儿童编辑组．儿童视力保健［M］．北京：世界图书出版公司，1992.6
[10] 宋坤英．儿童眼病家庭防治精选100问答［M］．天津：天津科技翻译出版公司，1992.8
[11] 刘仕佩．耳郭诊治与养生
[12] 薛定明．神奇耳穴按摩与诊疗［M］．北京：电子工业出版社，2014.1
[13] 刘煜仁．全息耳穴诊治法［M］．青岛：青岛出版社，2018.4
[14] 刘继洪．耳穴诊疗入门［M］．北京：中国中医药出版社，2020.7
[15] 汉．刘向等．黄帝内经
[16] 薛定明．中国耳穴刺血疗法［M］．北京：中国古籍出版社，1994.9
[17] 吴锡强．耳压疗法［M］．西安：陕西科学技术出版社，1990.1
[18] 管遵信．耳穴疗法［M］．北京：中国中医药出版社，2002.1

反侵权盗版声明

电子工业出版社依法对本作品享有专有出版权。任何未经权利人书面许可，复制、销售或通过信息网络传播本作品的行为；歪曲、篡改、剽窃本作品的行为，均违反《中华人民共和国著作权法》，其行为人应承担相应的民事责任和行政责任，构成犯罪的，将被依法追究刑事责任。

为了维护市场秩序，保护权利人的合法权益，我社将依法查处和打击侵权盗版的单位和个人。欢迎社会各界人士积极举报侵权盗版行为，本社将奖励举报有功人员，并保证举报人的信息不被泄露。

举报电话：（010）88254396；（010）88258888

传　　真：（010）88254397

E-mail：dbqq@phei.com.cn

通信地址：北京市万寿路南口金家村 288 号华信大厦

　　　　　电子工业出版社总编办公室

邮　　编：100036